Overcoming Depersonalization Disorder

不真实的我

人格解体障碍自我疗愈指南

〔美〕福根·涅兹罗格鲁 (Fugen Neziroglu)
〔美〕凯瑟琳·唐纳利 (Katharine Donnelly) ◎著

贾竑晓 ◎主译
宋明康 田野 贾懿 戴芷晴 贾原 ◎译

北京科学技术出版社

读者须知

心理学与精神医学是随着人类的科研成果与经验积累不断发展的。本书中所有的建议都由作者审慎提出。虽然如此，你在采纳之前还是应该考虑自身情况与专业人士的建议。如果你的心理健康出现了严重问题，本书是不能代替药物或心理治疗的，请寻求专业的帮助。因本书相关内容造成的直接或间接的不良影响，出版社和作者概不负责。

著作权合同登记号 图字：01-2024-1346

图书在版编目（CIP）数据

不真实的我：人格解体障碍自我疗愈指南 /（美）福根·涅兹罗格鲁 (Fugen Neziroglu)，（美）凯瑟琳·唐纳利 (Katharine Donnelly) 著；贾竑晓主译；宋明康等译 . -- 北京：北京科学技术出版社，2024.8

书名原文：Overcoming Depersonalization Disorder

ISBN 978-7-5714-3902-6

Ⅰ . ①不… Ⅱ . ①福… ②凯… ③贾… ④宋… Ⅲ . ①心理疾病—普及读物 Ⅳ . ① R395.2-49

中国国家版本馆 CIP 数据核字（2024）第 085155 号

策划编辑：宋杨萍		电话传真：0086-10-66135495（总编室）	
责任编辑：宋杨萍　张慧君		0086-10-66113227（发行部）	
责任校对：贾　荣		网　　址：www.bkydw.cn	
图文制作：创世禧电脑图文设计		印　　刷：北京宝隆世纪印刷有限公司	
责任印制：吕　越		开　　本：710 mm × 1000 mm　1/16	
出 版 人：曾庆宇		字　　数：128 千字	
出版发行：北京科学技术出版社		印　　张：13	
社　　址：北京西直门南大街 16 号		版　　次：2024 年 8 月第 1 版	
邮政编码：100035		印　　次：2024 年 8 月第 1 次印刷	
ISBN 978-7-5714-3902-6			

定　　价：89.00 元

这本书使用一种大胆而明智的方法来缓解人格解体障碍。它将接纳与行为疗法科学合理地组织起来，能从根本上改变那些深受身心障碍困扰的人的生活方向。强烈推荐这本书！

——史蒂文·C.海斯（Steven C. Hayes）

心理学博士，美国内华达大学心理学基金会讲席教授，

《跳出头脑，融入生活》一书的作者

不真实感在抑郁症中时能见到。诸如情感麻木、灵魂缺失、灵魂出窍等感觉，不但使病人恍惚，而且也使医生迷茫。阅读本书将有利于患者缓解痛苦，也有助于医生对该障碍有更深刻的理解。此外，这本书填补了相关中文教科书中的空白，完善了不详尽之处。

——喻东山

南京医科大学附属脑科医院教授、人格解体障碍研究专家

如果你总有一种不真实感或"人生如梦"的感觉，推荐你读读此书，也许你会发现自己可能患有人格解体障碍。这是一种很容易被精神科医生或心理学工作者误诊或忽视的精神障碍，会使人产生难言而持久的心理痛苦。如果你也正在遭受此类困扰，不妨试试这本自助指南，它向你介绍了如何利用接纳承诺疗法、辩证行为疗法及其他疗法帮助自己缓解痛苦。当然，我也强烈推荐精神科医生、心理治疗师、心理咨询师能读读此书，学会如何帮助人格解体障碍患者走出困境。

——祝卓宏

中国科学院心理研究所教授

"正念、辩证、接纳、承诺、暴露、激活，这些认知行为疗法第三浪潮的优秀元素汇聚成治愈的光芒，为人格解体障碍患者托起重生的希望。

——王纯

中国辩证行为治疗学组组长、南京医科大学附属脑科医院教授

我一翻开这本书，就被书中的内容深深吸引。基于我的学术研究和临床经验，我特别推荐大家阅读此书，无论你是医生还是患者，阅读后你都会切实发现此书的价值。

——李献云

北京回龙观医院精神科主任医师

推荐序

在精神医学领域，人格解体障碍是一种十分常见但普遍容易受到忽视的病症，许多人在特定情境下或许都曾有过一些人格解体体验，这通常包括对自我或周围环境的脱节感与不真实感，这些体验往往带给人们极大的困惑和迷茫，对那些症状变得慢性化的患者而言更是如此。许多精神心理领域的工作者也表示对该病症并不熟悉，面对患者的诉求时容易手足无措，这大大降低了患者病情获得改善的机会。针对这一现状，由福根·涅兹罗格鲁和凯瑟琳·唐纳利合著、贾竑晓教授主译的专业著作《不真实的我：人格解体障碍自我疗愈指南》旨在提供一种全面的视角，解析人格解体障碍这一复杂的精神障碍，并为患者及医疗专业人员提供实用的治疗思路与方案。

在这本书中，作者详细介绍了人格解体障碍的症状、成因及其对个人生活的深远影响，通过精心设计的章节，系统地阐述了各种可能对人格解体症状有效的心理治疗方案，特别是正念疗法、接纳承诺疗法和辩证行为疗法，它们均为近几十年来心理学领域逐步发展起来的重要心理治疗技术。正念疗法源自古老的佛教修行实践，其核心是通过全身心的注意和觉察来增强对当前体验的意识，帮助个体认识自身的思维、情感以及感觉。接纳承诺疗法由史蒂文·C.海斯（Steven C. Hayes）教授创立，强调增加心理灵活性，帮助人们接纳那些无法改变之事，同时承诺向符合人们核心价值和目标的行动迈进，该技术在焦虑症、抑郁症、强迫症等心理健康问题中都有显著的疗效。辩证行为疗法是由心理学家玛莎·莱恩汉（Marsha Linehan）在 20 世纪为治疗边缘型人格障碍而开发的技术，后来其应用范围扩展到了其他复杂的精神障碍，该技术强调情绪调节、痛苦耐受、人际效能和正念等技能的培养。这三种治疗技术为人格解体障碍的治疗提供了新的视角和工具。这本书深入探讨了这些技术的理论基础和实践应用，指导读者如何将这些理念和技术融入治疗和日常生活中，以实现病情的治愈和个人的成长。

　　贾竑晓教授及其领导的团队为本书呈现了精彩的翻译。贾教授是国内人格解体障碍领域的资深专家，近 20 年来他在这一较少人涉足的领域内积累了深厚的学术和临床经验。他秉持着对患者和精神卫生事业的高度责任感，引进并翻译了这本书，填补了国内该领域专著书籍的空缺，使得针对人格解体障碍的国际先进心理治疗技术得以被准确且完整地传达给国内精神心理从业者和广大患者。相信这本书将会极大地促进国内大众对人格解体障碍的认识，提高患者的治疗效果，改善患者的生活质量。

马辛

中国心理卫生协会原理事长、首都医科大学附属北京安定医院原院长

2024 年 5 月于北京

译者序

"眼前的环境仿佛与我毫无关系。"

"我就像一个按程序设定自动运行的机器人。"

"我好像活在梦中，梦境甚至比现实更为真实。"

"我表面看似正常，但灵魂深处空洞、虚无、缺乏意义。"

"与亲人或朋友共处时，我不再拥有那种发自内心的情感。"

"好像有一层膜罩住了我，我的头脑恍惚，视野蒙眬不清，注意力不能集中。"

若你是一名精神心理领域的工作者，那你翻开这本书，或许是因为从患者或来访者口中听到了以上陈述，但在深入查阅文献以前，你对它们的认识可能仅限于医学教材上几段抽象的描述。若你是一名母亲或父亲，那你翻开这本书，或许是因为从子女口中听到了以上陈述，可能你起初对此毫不在意，甚至嗤之以鼻。当然，若是你本人翻开这本书，也可能是因为这些陈述正是你自己的内心写照。或许你感到了异样，却难以诉说，因此将其埋于心底；又或许你已经踏上了寻医问药的旅程，却在途中屡屡受挫。这便是人格解体障碍领域——一个尚未引起广泛重视、缺乏研究、晦涩难懂的领域——的现状。

无论在国内还是国外，人格解体障碍（或称为人格解体／现实解体障碍）都并非罕见病，但由于社会各界对该病症不甚了解，普通大众对此从未耳闻，患者难以准确描述自身症状和体验，部分医生倾向于将之解释为抑郁症或焦虑症的继发症状，故而容易给人以该病症相对少见的印象。国外研究发现，人格解体障碍影响了世界上 1%~2% 的人群，存在诊断延迟（7~12 年），同时常与焦虑症、抑郁症、物质滥用等共病，易被误诊、漏诊，会导致认知与社会功能损害等值得关注的问题。而在中国，首都医科大学附属北京安定医院的人格解体障碍研究团队，经过多年的探索，也发现了相似的现象。在中国的人格解体障碍群体中，患者自发病后通常耗费平均 3 年的时间才会首次就诊，而在此基础上需要再耗费平均 3 年的时间才能得到准确的诊断。此外，信息处理、注意力、记忆等认知功能的减退以及社会功能损害的问题在我国同样非常突出。

尽管国内外医生、心理专家、研究人员正在努力探索，但至今尚无公认的针对人格解体障碍的特效疗法。对相对庞大的患者群体来说，一本取用简便、通俗易懂、可操作性强的自我疗愈指南便很有必要。然而，国内市面上尚无一本以人格解体障碍为主题的中文书，患者对该病症的了解，大多依赖互联网上由网友分享的个人经验，或从中外文献中搬运的碎片化信息，其中不乏一些偏颇的诱导性内容，因而不可避免地存在缺乏系统性、专业性、全面性等问题，患者在没有专业知识背景的情况下，容易受其误导。

《不真实的我：人格解体障碍自我疗愈指南》是福根·涅兹罗格鲁与凯瑟琳·唐纳利撰写的一本深具意义的书，涵盖了心理治疗在人格解体障碍中的应用，旨在为读者提供自助指导，为临床工作者提供诊疗辅助。与聚焦于认知行为疗法的《战胜人格解体障碍和不真实感》（*Overcome Depersonalization and Feelings of Unreality*）有所不同，这本书在"正念""接纳""承诺"等心理策略的框架下，通过一系列生动贴切的隐喻，阐释了人格解体现象及其造成的种种困境，详述了当个体发现自身症状符合人格解体障碍时应当如何寻求帮助，并提供了大量易于操作的心理自助练习。"正念"即活在当下，对眼前之物保持觉察，而非沉溺于不可变的过去或不可知的未来；"接纳"与"承诺"则在于将痛苦与不适视作生命中的常态，遵循自我价值，投入生活，而非被痛苦或不良情绪所主导。显而易见，在缺乏高度有效的治疗方法的背景下，这样的心理策略意义非凡。此外，书中关于人格解体障碍的神经生物学机制、药理与物理疗法的叙述，也有助于精神科医生将其运用于临床实践。

随着中国经济、科技、社会的发展，人们对精神健康的认识也在不断深化，"人格解体""现实解体"这类名词也正在进入大众的视野。在这一进程中，我希望这本书能够成为患者和专业人士的有用资源。在翻译过程中，我们在保证语言规范化与内容专业化的前提下，力求表达通俗易懂，但由于这是国内首次正式尝试将人格解体障碍主题的书籍翻译为中文，鲜有前者经验可供借鉴，若有需要改进之处，还请同行予以指正。在此，我衷心感谢作者为我们提供这样一部宝贵的著作，以及所有参与翻译的人员的辛勤付出。同时，我也特别感谢中国心理卫生协会原理事长、首都医科大学附属北京安定医院原院长马辛教授为本书作序。我们共同的愿景是，此译本能够帮助更多中国的人格解体障碍患者理解自身状况，探寻疗愈之道，提高生活质量。

贾竑晓

医学博士、首都医科大学附属北京安定医院教授

2023 年 12 月 18 日于北京

中文版序

亲爱的读者，我们深感荣幸，通过译者对本书的翻译，我们跨越了语言的藩篱，与你们相聚在此。自本书最初问世以来已经有10余年，我们发现书中介绍的技术仍然对我们在美国的患者具有重要启示和帮助。虽然跨文化研究告诉我们，相较于东方文化，某些精神障碍在西方文化中更为常见（反之亦然），但人格解体障碍似乎在全世界范围内是普遍存在的。来自世界各地的研究表明，人格解体障碍的诱发因素也具有一致性，经历过创伤或具有精神疾病史的个体更容易受到其影响，这种规律在美国、亚洲的许多国家，以及其他研究过人格解体障碍的地区都有观察到。因此，人格解体/现实解体似乎是对严重应激（以及身体由此产生的"战斗或逃跑"反应）的一种自然反应，这种反应似乎已经深深"植根"在人类的神经系统中了，无论个体来自哪种文化背景。既然我们都有可能受到人格解体/现实解体的影响，那么所有人应该都能从本书中获益。

然而，与东方人相比，西方人在一定程度上具有优势，因为人格解体/现实解体在西方心理健康专业人士中的认可度更高，普通大众对人格解体障碍的认识也日渐深入。西方人可以通过电影、音乐和社交媒体了解人格解体和分离。这种对人格解体障碍的兴趣、理解，以及相关服务的增多，在东方国家尚未被广泛观察到。然而，在中国，人格解体障碍带给人们的影响并不亚于西方人。我们希望本书中文版所带来的知识力量，能让以中文为母语的读者受益。

本书的译者在翻译过程中，认为书中包含的技术能够为中国读者带来助益，我们对此感到非常荣幸。尽管本书是以美国文化为背景编写的，但其中许多策略的基本理念与东方的精神和哲学有相通之处。事实上，辩证行为疗法与接纳承诺疗法都非常重视通过正念看待痛苦，同时接纳生活中的不如意，这使得人们能够避免因为与痛苦抗争而加重痛苦。接纳承诺疗法和辩证行为疗法的研究者一直对佛教、道教和其他古老东方传统中蕴含的精神疗法表示赞赏，而这正是本书所建议的生活方式的基调。东方哲学中强调的不评判 / 不强求，顺应并观察当下时刻，近年来才在西方心理学中逐渐得到系统研究和应用。同样，佛教中"无我"（anatta 或 non-self）的概念在接纳承诺疗法的前提中得以体现，即跨越心灵的喧嚣，培养与超越性的自我感（无自我）的联系。这些概念对许多西方人来说或许还很陌生，但东方读者对此可能已经非常熟悉。我们始终认为，这种方法对于那些患有人格解体障碍的人们可能是最好（也可能是唯一）的选择，因为过度专注于或试图解决症状只会让挣扎加剧，患者的生活也越会被这种挣扎所吞噬。我们衷心希望本书中文版能够为中国填补人格解体障碍治疗方面的空缺。感谢你们的信任，让我们一同踏上这段心灵之旅。

凯瑟琳·唐纳利

序

在人格解体障碍（depersonalization disorder，DPD）这一领域中，文献稀缺，由福根·涅兹罗格鲁与凯瑟琳·唐纳利合著的《不真实的我：人格解体障碍自我疗愈指南》是一部备受欢迎的新作。据估计，人群中多达 2% 的人在一生中会被该病症所扰，但其诊断率不尽如人意。患者被频繁误诊，常辗转于各个心理健康专家，以寻求准确诊断、有效治疗以及未来痊愈的希望，却越发沮丧和绝望。即便该病症得到确诊，许多医生仍对其束手无策，不知最佳疗法是何，因为相较于其他精神障碍，慢性人格解体的治疗方向仍然模糊不清。但令人欣喜的是，这本书介绍了丰富的心理治疗取向，可以对众多患者提供帮助。

这本书通俗易懂，既面向普通大众，也面向在诊疗中寻求信息帮助的临床医生。前三章介绍了该病症的所有复杂面貌，包括症状、随时间发展的病程、常见的诱因（如创伤和家庭功能障碍），以及它与相关精神障碍的重叠和区别。这本书还涵盖了一些基本的神经生物学知识，以便读者对人格解体障碍的生物学基础有一个明确的认识。

这本书用了大量篇幅介绍各种心理疗法，这些疗法可用于治疗慢性人格解体。这本书的独到之处在于，既借鉴了接纳承诺疗法，又参考了辩证行为疗法，并将这两种模型应用于人格解体障碍的治疗。作者通过众多实例，简明扼要地道出了患者的自我关注以及对病症的强迫性专注往往会导致更多的痛苦，而以接纳和基于当下的正念这两种心理状态作为改变的基石，来缓解痛苦和折磨。书中描述了由该病症引发并可加重病症的思维、感受与回避行为，强调即便症状带来极度的痛苦，患者也要提高个人成长潜力，坚定生活依然值得的信念。

作者还介绍了辩证行为疗法在治疗慢性人格解体时的基本原则：基于当下的正念、痛苦耐受、觉察、情绪调节及人际效能。这些原则，辅以侧重暴露与反应预防的传统行为疗法，不仅针对人格解体障碍的症状，还针对其既往诱因和最令人恐惧的后果。这本书还介绍了一些其他治疗方案，如认知疗法、全面健康策略和药物疗法。

这本书内容全面、与时俱进、可读性强、便于使用。书中提供了许多小故事和实例、练习和工作表，每章都有有益的内容总结，同时设有问答环节，解答了人格解体障碍患者最常表达担忧的一些问题。这本书是对人格解体障碍这一新兴领域的极大补充，不论患者还是临床医生，阅读此书都会受益匪浅。

达芙妮·西米恩博士

《非真实感：人格解体障碍与自我丧失》（*Feeling Unreal: Depersonalization and the Loss of the Self*）作者

美国纽约市贝斯以色列女执事医疗中心及阿尔伯特·爱因斯坦医学院

精神病学副教授

目　录

引　言

第一章
什么是人格解体，什么是人格解体障碍

第二章

为什么你无法逃离人格解体

第三章

为什么会患上人格解体障碍

第四章

对人格解体障碍诱因的理解

第五章

接纳承诺疗法视角下的人格解体

第六章
接纳承诺疗法的应用

第七章
辩证行为疗法的应用

第八章
行为主义策略的应用

第九章
其他治疗手段

第十章
常见疑问

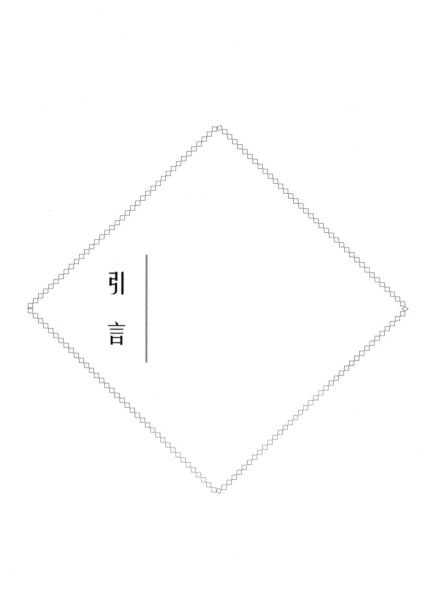

引言

我的朋友和家人不曾知晓我所遭受的一切。我的父母总对我说："你现在就正在哭，你怎么能说自己毫无感觉？"每当我努力解释这一切，只觉得自己在做无谓的辩护。这有什么用呢？我生命中的这些人，永远也不会理解我。他们为何如此？他们从未体验过人格解体或是与周围一切脱离，以及那种似乎数衍度日的感觉。谁能一天到晚跟个机器人一样？我整天为自己的将来而焦虑，为自己今后可能无法改变这种痛苦的不真实感而恐惧。一切似乎都很遥远，变得跟从前大不相同。我是怎么了？我的脑子怎么了？我为什么会有这种感觉？它会不会在某一天消散？我想远离人群，但我知道这很难。

上面这段话出自一个患有人格解体障碍的年轻女性，她鲜明地描述了人格解体障碍患者的相似的生活经历。生活中大多数人不能理解人格解体是一种什么感觉，也无法体验它会给人带来多少痛苦，这些人里面包括你所爱的人和心理健康专家。你翻开本书也许正是因为上述遭遇是你再熟悉不过的了；也许你在向心理健康机构寻求帮助的这一路上跌跌撞撞，始终无果；也许你在恢复正常生活的路上被多次误诊，尝试了无数治疗。

如果你也有慢性人格解体的症状，那么当你偶然听到"人格解体"这个词，并得知其他人跟你有相同感觉的时候，你便会激动万分——终于找到了能确切描述你这种体验的词汇。当然，你也许到目前为止还从未听其他人聊起过他们各自人格解体的体验。有一些心理学术语是大众熟知的。如果你跟朋友或家人说你经历过惊恐发作，那么他们一听便能大概理解，不用你进一步描述具体的感觉。人格解体却是鲜有人了解的，这就意味着你不但要承担病痛发作的压力，还需要进一步解释并让其他人也了解情况，甚至你可能还得独自为自我疗愈采取一些行动。找到能治疗抑郁症、恐惧症或者边缘型人格障碍的精神病学专家或心理学家很容易，但要找到一个能治疗人格解体障碍的心理健康专家却没那么容易。不过幸运的是，对人格解体障碍感兴趣的人越来越多了。

人格解体障碍的研究仍处于起步阶段，相较于其他心理学现象，我们还需要更深入地学习和理解。但有一件事目前是清楚的：人格解体障碍没有快速的解决办法，也没有绝对可靠的医疗选择。如果你感染细菌又吃了相应的抗生素，也许很快就能好转。但是人格解体障碍却没这么简单。实际上，现在还没有一个针对人格解体障碍的治愈手段，而且强行寻求一个治疗办法可能会是弊大于利。这听起来很难接受，但是与此同时，我们想让你知道，你还是可以做些事情来缓解病症。人格解体障碍是可以应对的，你可以重回正常生活。本书的目标就是帮助你在投入生活的同时化解不适。我们会探究接纳原则，并提供在日常生活中忍受不适感的策略，同时帮助你探寻对你而言有意义的事物。这一点是非常重要的，因为从根本上来讲，战胜人格解体障碍意味着拒绝让它推着你走、指挥你的生活。虽然我们不能保证治愈人格解体障碍，但是我们可以为你提供一种途径和方案，使你武装自己，夺回生活的指挥棒。你陷入这样的境况当然不是你的错，但是能开启走出困境这一过程的人只有你自己。我们坚信任何患有人格解体障碍的人都不该在人生半途被残酷宣判，虽然康复过程艰辛，但总是有希望的。

本书的前面几章讲述了关于人格解体和人格解体障碍的更多知识，之后的章节主要关注治疗方法。我们会引入接纳承诺疗法，并为你介绍该如何应用这一疗法从而减少痛苦、更好地生活——即便人格解体障碍仍然存在。我们还介绍了正念、接地训练策略和辩证行为疗法。我们还会教给你一些行为主义策略，帮助你正视不适感，并寻求有益于健康、实用的生活活动。

阅读本书前的预设

在我们着眼于帮助你应对人格解体障碍的同时，我们也做出如下预设。你在学习后文所讨论的行为和接纳策略时，要将这些预设铭记于心，这一点很重要。

- **你自己本身没有什么错。**你已经找到了一个重要、可行的方法来处理这个生活无端抛给你的难题。当你开始觉察到自己患有人格解体障碍时，你可能会觉得与其说是体会某种感受，倒不如说是麻木无感，对此我们在第三章中会进一步解释。

- **你的感觉是非常重要的。**你已经经受了太多的折磨，你的痛苦说明，感觉到与其他人和周围环境的联系对你来说是非常重要的。如果你因无法理解自己的感受而痛苦不已，那是因为人与人之间的联系对你来说是非常重要的。不再拒绝体验自己的痛苦是非常重要的，因为这反映出了你最看重的一面，对此我们在第六章中会进行更细致的讨论。

- **重视你的感受并不是说一切依着你的感觉行事。** 即使你的感觉是在保护着你，它在有些时候也还是会迫使你做一些与你最佳利益相悖的事。正念策略可以帮助你在听从自己的想法和感受的同时，关注到实际上与你的最佳利益一致的行为，并从容不迫地行事。

- **认识到在做一些有价值的事的同时完全规避痛苦是不可能的。** 爱情向来都是有失望、矛盾和得失掺杂其中的；职业晋升要求自我牺牲、精力耗费和投入耐心；友情有时也蒙受着自私和利益的侵蚀。一切值得追求的东西都要付出痛苦的代价，这其中当然也包括本书中应对人格解体障碍要用到的策略。可以预想到，这将是个很艰难的过程。试着集中精力思考你对自身病情好转的看重程度：要是为此值得努力，就算这一过程是痛苦的又怎样？

- **当下才是你要关注的。** 尽管你容易为过去的失败和对未来的忧虑耿耿于怀，然而当下才是真正实在的。本书一以贯之所探究的接纳和正念策略将会帮助你集中精力于当下。

如何使用本书

本书的设计初衷是帮助你了解并克服人格解体障碍。你可以先大致浏览各个章节，整体了解所涉及的基本概念，然后从头开始仔细阅读每个章节。当然，你不用事事都对号入座，因为不可能所有人都有完全相同的症状，但其中一定有你可以感同身受的地方，尤其是那些人格解体障碍患者的个人陈述。你在阅读本书的同时，要做好笔记，完成练习，遵循书中提供的建议。如果你的家人也一同读了这本书，了解了你的感受，这可能会很有帮助。第七章将会讨论你应如何与你所爱的人就你的体验进行主张式沟通。因为当你能够和他们分享你的经历，并被他们理解时，你所爱的人会帮助你减轻孤立无援的感觉。

第一章 | 什么是人格解体，什么是人格解体障碍

大多数人在生活中的某些时候会不自觉地体会到人格解体症状。有时，你会觉得脱离了自己，就好像是观众一样看着自己的生活。也许是在一个你所爱的人故去之后，你感觉到曾经熟悉的一切都变得陌生，物是人非，那个接受着他人吊唁，感激地小声回应并握手致意的你，仿佛一个机械的、空洞的仅仅是代表你完成这些行为的动物，而真正的你却在一旁沉思人活一世的缘由。或者是你在为"911事件"而悲痛伤心，这让你感觉与周遭一切失去联系，仿佛生活在梦魇之中。自然灾难或是家人逝去等噩耗传来，人产生类似的感觉是正常的情况，并且对很多人来说，它来得自然，也会渐渐消失。

　　然而，你开始阅读本书可能不是因为你在噩耗袭来之际经历了暂时的人格解体，而是因为这种体验占据了你醒来以后的分分秒秒。每天，闹钟叫你起床，你吃早饭，上班，与家人互动，但不带有一丝情感、野心或参与感。你可能还会掐一下自己的大腿来确认这些感觉是否还长在自己身上。每天习以为常的话语似乎很陌生，习以为常的事物变得异样，就连自己的孩子都变得有距离。你的世界感觉不再真实，如梦一般，你的身体行动好像不再受你的意志支配。

什么是人格解体

50%~70% 的人表示曾在生活中的某些时候有过人格解体的体验，因此有过此种体验并不意味着你就一定有心理障碍（Dixon，1963）。正常的现象成为长期的病症——人格解体障碍，大约只在 2% 的人身上发生（Sierra，2008）。根据《精神疾病诊断与统计手册》（DSM- Ⅳ -TR）（APA，2000）（心理健康从业者进行精神障碍诊断的参考资料），人格解体障碍定义如下。

- 持续或反复感到与自己的心理过程或身体分离开来，仿佛自己只是自己的旁观者。
- 人格解体的体验造成显著的痛苦，以及社交、工作或其他功能的损害。

诊断人格解体障碍，现实检验（reality testing）能力必须要完好，也就是说，如果你正在经历着人格解体，你会意识到这种经历不同往常。换句话说，你并没有产生幻觉，周围发生的每一件事情你都清清楚楚。现实检验能力表明你仍有自知力，尚未脱离现实。你是否觉知到自己在与他人联系方面以及身体感知的方式、思考方式上表现出麻木和缺失？如果是这样，你仍然有着现实觉察能力，即使你不喜欢你正在经历的一切。要诊断人格解体障碍，应排除由其他精神障碍、物质使用或躯体疾病所导致的人格解体症状。基于这些标准，如果你认为自己可能患有人格解体障碍，最好找心理健康专家进行确诊。而且，因为精神障碍有时会伴发甚至多发，所以最好交由专业人士进行确诊。一个经验丰富的心理健康专家可以通盘考虑，帮你弄清楚究竟发生了什么。

人格解体的感觉就像是你被一个气泡包裹起来，你无法参与周围一切事物。你可能会感觉到你处在"自动驾驶模式"中，或者好像有一种莫名的力量在控制着你的身体，并且独立于你运转。人格解体使你的精神和情感麻木：你可能感觉自己过着日常的生活，却没有真实的情感联系，甚至对配偶、子女也是如此。你仍然明白本该关心、在乎自己的言行举止，然而你却毫不在意。人格解体症状逐步加重，情绪低落、意志消沉、焦虑不堪、担心忧虑有时也会随之而来。孤立于世的感觉令你痛苦不堪。

人格解体影响着你的心理过程。你可能发现自己难以集中注意力，感觉大脑似乎一片空白。你没有头绪、困惑不解，并且很难记住新的信息。从前的记忆似乎不再属于自己而是属于他人，抑或是让你感到相距千里。你还可能很难记住每日的繁杂事务。

前文描述的只是人格解体障碍患者众多体验的一部分。后文会对这些体验和其他体验进行更深入的探讨。

什么是现实解体

与人格解体相近的症状是现实解体。人格解体是自我感觉上的变化，而现实解体这个由爱尔兰精神病学家爱德华·马波瑟在 1935 年首次提出的症状（Mathew 等，1999），则是指以另一种方式来感知所处的环境，是人格解体障碍的一个表现。经历着现实解体的人会描述所看到的外部世界都是异样的或不真实的。比如视野被扭曲了，眼中所见与实际物体大小有出入。一个从前熟悉的场景似乎变得异样或在某种程度上扭曲了。环境中的物体在某种程度上与从前印象不相符，似乎是它们的大小、形状都变了样，抑或是显得不同寻常。

本书将引用 4 位人格解体障碍患者的病例，他们都是笔者医治的患者。埃米莉是一位患有人格解体障碍的年轻女士，她说自己一直受生活环境的压迫。她说自己不能读书，因为她无法集中注意力于每个单句，总是被整个版面分心。另一个患者约翰说，当他闭上眼睛，就会感觉他坐的椅子对他来说太小，他睡的床要把他吸入深渊，他的房子坍塌下来压住了他。他理性上知道环境并没有真的变化，这也就是说他所经历的是现实解体，而不是幻觉。埃米莉和约翰所经历的都是人格解体障碍的现实解体症状。

现实解体可能会引起你对每天生活琐事之目的的质疑，比如你可能会觉得路上的车辆在漫无目的地行使，经常与你有互动的人让你感到陌生或机械般地没有生机。由于周围的世界看起来是不真实的、虚假的，你也许会体验到身体和感知上的不真实感，并且有失重感或是基本功能（嗅觉、触觉和味觉等）的丧失。物体似乎是二维的或是颜色暗淡的。眩晕感也是常有的。你自己的声音听起来像是来自远方或者对你来说很陌生。大体上，你能体察到的每件事（包括你自己的感觉）可能都是扭曲的。

测试：你是否有人格解体障碍的症状？

（1）你是否感觉内心空洞？

（2）你是否感觉仿佛失去了自我感？

（3）你是否感觉仿佛正在外部旁观自己？

（4）你是否感觉自己像个机器人？

（5）你是否麻木，无法感受到情感，哪怕你知道本该感受到？

（6）你是否会把自己的体验描述为"活死人"？

（7）对你来说，周围的世界是否很陌生，好像自己不能像其他人一样感知这个世界？

（8）你是否感觉身体和大脑似乎失去联系？

（9）你是否感觉周围事物似乎蒙上一层雾或是不真实？

（10）你是否感觉生活在梦境中，一切都不真实？

（11）你是否感觉自己是舞台上的演员，知道自己表演的部分但毫无感触？

（12）你是否花了更多时间思考哲学或宗教问题（比如我们为什么存在，我们是否确实存在，说话的人究竟是谁，时间和空间究竟是什么）？

（13）你是否感觉似乎与自己的身体分离开？

（14）你是否投入了过多的注意力在自己的身体感觉或思想，抑或两者兼有？

（15）你是否害怕无法控制自己的行为？

（16）你对噪声是否过度敏感？

（17）物体是否看上去与以往不同？

（18）你是否感觉自己内心有一个声音——虽然也是自己的——在与你对话，扰乱你的思想？

（19）你是否感觉你与周围的人和事物脱节？

（20）你是否感觉自己似乎处于一个与世隔绝的境地？

如果以上问题有一半你都回答"是"，那么你有可能患上了人格解体障碍。但是，你最好咨询有人格解体障碍和其他分离性障碍临床经验的心理健康专家，以确认诊断。

什么时候会发生人格解体障碍

人格解体障碍不总是一个严重顽固的问题。一些人的这种感觉会持续几个小时、几天、几周或几个月；另一些人则需要与人格解体障碍做终生的抗争；还有些人在剧烈的心理或情感体验（比如一次失败）之后会出现人格解体障碍的症状。这就是人格解体障碍的最终确诊相当复杂的原因。抑郁症（major depressive disorder，MDD）和广泛性焦虑障碍（generalized anxiety disorder，GAD）与人格解体障碍有一些相同的症状，这导致人格解体障碍经常被误诊。研究发现，经历过生命危险的人中有2/3记得在受到创伤的同时有过人格解体障碍的症状（Cardeña和Spiegel，1993），这表明可能是大脑在应对创伤时以人格解体为对策。

人格解体障碍会引起严重焦虑，而焦虑也会导致人格解体。严重且长期的人格解体症状经常见于广场恐怖症（对公共场所的恐惧）、疑病症（健康焦虑）或强迫症（特征是强迫性的侵入性思维或强迫行为，或两者兼有）患者中。第四章中，我们会就人格解体障碍和其他精神障碍的关系讨论更多细节。

有意思的是，吸毒的人可能特别容易患上人格解体障碍。实际上，一些人表示他们在服用违禁药品后会立即出现人格解体症状。我们将在

第三章中讨论人格解体障碍和吸毒之间的关系。

因为人格解体障碍和其他精神障碍之间具有相似之处，你得到的诊断结果可能没有明确指明引起你如此不适的原因是什么。甚至你咨询求助的心理学家和精神病学专家可能也无法弄清楚你到底是怎么了，这可能更加深了你的挫败感和疏离感。由于对这些分离性症状很难客观定义，没有经历过这些症状的人可能会质疑这种精神障碍的真实性。但无法否认，人格解体障碍的确存在。随着对人格解体障碍的科学认识不断发展和我们对其理解程度的提高，心理健康专家能够做出更好的判断，提供更好的治疗。

与人格解体障碍相关的行为、感受和思想

前文描述了人格解体障碍的一些症状，现在我们再进一步将这些症状划分为五类体验。请看看如下描述是否符合你的感受。

感觉的变化

• 对同一事物的味觉和嗅觉和以前不一样了。

• 物体看上去要比实际更远或更近。

• 你的世界似乎更明亮。

知觉的变化

• 你的声音以某种形式改变了。

• 你有不真实感。

• 你感觉自己似乎生活在梦境之中。

情绪的变化

• 你感到焦虑。

• 你感到抑郁。

• 你感到麻木。

• 你感到脱离了情感。

思想的变化

• 你的思维似乎不属于自己。

• 你感到头脑混乱。

• 你总是试图弄明白自己的头脑到底是怎么了。

行为的变化

• 你的行为杂乱无章。

• 你总是分心，与人交流时有距离感。

• 对于一个任务很难坚持下去。

如果你符合上述症状，并且对测试中大多数的问题你的回答都是肯定的，那么本书可能对你有用。人格解体障碍能让你的生活崩溃，让你感到孤立无援。人格解体障碍患者在很多时候会感到自己被误解，却又无法解释他们所经受的一切，他们可能感觉自己与周围人说的不像是同一种语言。接下来，我们要探究这些症状是如何影响你的生活的。

人格解体障碍如何影响你的生活

人格解体障碍会妨碍你日常生活方方面面的运转。你可能感觉混乱不堪。你想要达成某个目标，投入的注意力和精力似乎与你人格解体障碍的严重程度直接相关。人格解体障碍让集中精力做事变得困难。做每件事似乎都要投入更多的时间。

注意你是否会避开令自己感到不适的事情。比方说，你是否发现自己因为商场、酒吧或餐馆的噪声之大无法忍受从而避开不去？你是否因为感觉所有事物都很遥远并且感觉开车危险而只开很短的路程就停下了？你是否感觉自己因皮肤不适，就不断照镜子或者其他反射面以反复确认？你是否不是通过观察自己，而是通过掐自己来确定你还有感觉？你上学或上班是不是变得格外困难？你可能还发现参加社交活动需要投入更多的努力。

练习：人格解体障碍如何妨碍我的生活

花点时间列出人格解体障碍妨碍你的生活的具体方面，然后看看阅读本书后，你的生活状态改变了多少。

1.＿＿＿＿＿＿＿＿＿＿＿＿＿＿＿＿＿＿＿＿＿＿＿＿＿＿＿＿

2.＿＿＿＿＿＿＿＿＿＿＿＿＿＿＿＿＿＿＿＿＿＿＿＿＿＿＿＿

3.＿＿＿＿＿＿＿＿＿＿＿＿＿＿＿＿＿＿＿＿＿＿＿＿＿＿＿＿

4.＿＿＿＿＿＿＿＿＿＿＿＿＿＿＿＿＿＿＿＿＿＿＿＿＿＿＿＿

5.＿＿＿＿＿＿＿＿＿＿＿＿＿＿＿＿＿＿＿＿＿＿＿＿＿＿＿＿

6.＿＿＿＿＿＿＿＿＿＿＿＿＿＿＿＿＿＿＿＿＿＿＿＿＿＿＿＿

7.＿＿＿＿＿＿＿＿＿＿＿＿＿＿＿＿＿＿＿＿＿＿＿＿＿＿＿＿

8.＿＿＿＿＿＿＿＿＿＿＿＿＿＿＿＿＿＿＿＿＿＿＿＿＿＿＿＿

你在什么情况下需要专业帮助

人格解体障碍是不是靠你自己就能应对？或者是不是需要专业人士（如心理健康专家）的帮助？这些问题都不好回答，但是粗略来看，有 3 个原则几乎适用于所有心理障碍的治疗：如果你陷入严重的痛苦，或是在生活中某些重要方面丧失功能，抑或是有了自杀的念头，就一定要寻求专业治疗。如果有疑问，那你也最好寻求信得过的治疗专家。

寻求治疗的时候，要确定你找的是从事行为疗法的治疗师。之后的章节中，我们会探究为何行为疗法是治疗人格解体障碍的有效途径。但现在你只需要记住，你与治疗师说话时不要害怕提问。例如，询问他们曾经是否治疗过人格解体障碍患者，是否掌握了暴露与反应预防技术（exposure and response prevention）以及行为激活技术（behavioral activation）。这些技术我们会在第八章中详细解释。如果你决定寻求治疗，要记住，对你来说最好的治疗师除了要掌握行为取向（behavioral orientation）的治疗技术之外，还应该是能够与你产生联结的人。所以，你需要找一个温暖且能与你感同身受的治疗师。

人格解体是一种分离性障碍

根据《精神疾病诊断与统计手册》（APA，2000）的定义，人格解体障碍只是分离性障碍（dissociative disorder）之一。分离（dissociation）的意思是你部分或完全丧失了对体验的某些方面的意识。换句话说，这意味着你无法与目前所处的时空相联通。正如我们正在探究的，人格解体涉及内在体验的麻木感，无论你的情感，对某些人的感受、感觉，还是注意力，都是如此；你对某方面的体验感到无法触及或对其反应迟钝。很多人之前已经听说过"分离性身份障碍"（dissociative identity disorder，DID），它们之前常被称作"多重人格障碍"或"分裂型人格障碍"，通常有第二或多个"自我"或鲜明人格的出现。被诊断为分离性身份障碍的人分离程度显著，不再简单拥有一个统一的意识。分离性身份障碍患者通常意识不到自己已经从一个"自我"转换成了另一个"自我"，并且现在这个"自我"会全然忘记上一个"自我"所做的行为。有时候分离性身份障碍患者会说他们有过人格解体的经历，但反之不然（人格解体障碍患者通常没有第二自我）。

人格解体障碍和分离性身份障碍有一些相同的影响因素（比如物质滥用和创伤）。但是分离性身份障碍主要与重大创伤有关联。所以，如果把白日梦、人格解体障碍和分离性身份障碍按严重程度排列，那么白日梦就是正常的、常有的，暂时性人格解体也是正常且不经常出现的，慢性人格解体就是异常的、接近顽固的，也是心理功能障碍的一种表现；而分离性身份障碍的严重程度最高，代表了异常、功能障碍，以及更大程度的破坏性。白日梦和暂时性人格解体可能不会成为心理问题，而慢性人格解体和分离性身份障碍则非常具有破坏性，也令人烦恼不堪。

分离性身份障碍是很罕见的，并且在诊断上存在一些争议，因为分离性身份障碍在美国的发病率要比世界其他地方高得多。一个可能的解释是，在个人应对情感方面，不同的文化会造就整体上不同的方式。就我们的目的而言，认识到分离是真实存在的就足够了，它能以不同的形式发生。但对人类来说，这是一种常见的应对极端应激或创伤的方式。其他分离性障碍还包括分离性漫游症和分离性遗忘症。我们没有足够篇幅来进一步说明分离性身份障碍、分离性漫游症或分离性遗忘症，但是这些病症的确值得我们一探究竟。你可以找到很多关于这些病症的书（自助书籍、信息索引或是回忆录），如德博拉·阿多克所著的《分离性身份障碍资料大全》（*The Dissociative Identity Disorder Sourcebook*），就是一本方便分离性身份障碍患者和他们的家人使用的手册。

总结

正如你看到的，人格解体障碍能够在任何时间影响到任何人。如果你有上述提到的症状中的任何一种，那么你要知道并不是只有你一个人存在这样的情况，除你之外还有很多人也经受着一样的痛苦。这一章中，我们介绍了人格解体障碍的症状和诊断标准，以及人格解体障碍如何影响你的生活。我们将症状按你体验人格解体的方式和它对你生活影响的方面进行了分类。在之后的章节中，我们将讲述如何理解和应对人格解体障碍的症状。

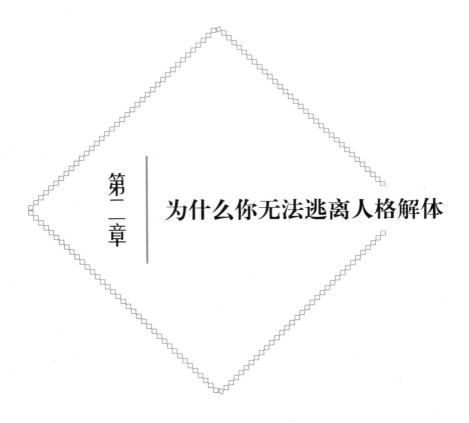

第二章 | 为什么你无法逃离人格解体

在这一章中我们会探究自我关注（self-focus）在人格解体不适感上的巨大影响。不要误解，我们不是说自负、自我放纵、自怜、自我专注（self-absorption）、自恋、自私自利，或是类似的别的什么。自我关注是指对内在感觉的持续自我监视，从而强化了你对人格解体体验的敏感性。换句话说，它是某种内在的体验，包括你的想法、感觉、情绪或记忆，这种体验让你认识到自己的不适以及不适感可能给你生活造成的影响。强迫性自我关注会导致强迫思维（obsession），让人总想着如何才能逃离当前的感觉、状态。强迫性自我关注可能会引起一场与不愉快感、挫败感和绝望感的无止境的斗争。在本章中，我们会简要介绍可能的办法来替代这个无休止的恶性循环，而且随着本书内容的推进，我们还会为你提供很多的可行性策略来结束这场斗争。

自我关注让事情变糟，而不是更好

　　人格解体是一种心理上的问题，而人类又有着解决问题的天性。然而，一般来讲，我们也不能执意逼迫自身的想法和感受发生变化。如果你可以如同扔掉垃圾一样简单地将人格解体的感觉抛到九霄云外，那么你就不会如此痛苦，也不需要本书，也就不需要药物治疗或心理治疗了，想要从人格解体的感受中抽身而出就会是简单易行的事了。这个难题带来了很多痛苦：在应对抑郁、社交焦虑、亲友故去、失望挫败时，你无法让自己的感觉有所好转，并且你为此做出的努力总体来说也是徒劳。

此外，反复思考某些心理问题并试图让自己感觉更好，可能会适得其反，让事情变得更糟。举例来说，如果你陷入抑郁，还对此思量许久，则可能会认为抑郁会毁掉你的生活。如果这种消沉的感觉挥之不去，那你生活的分分秒秒将会是多么痛苦。对无尽细节的联想会让抑郁的感受变得更糟，你会突然发现，抑郁这件事本身也成了压在心头的巨石。同样，对人格解体的体验总是念念不忘，也会让这种体验不断加重。

试想，某天你醒来，一切似乎不再真实，或是你感觉脑海一片模糊。也许，你感觉一切遥不可及；也许，你感觉几乎是在俯瞰自己的行动和经历，好像这一切都不再属于你自己。一开始，这也许是一种从未经历过的奇怪的体验，但同样令人恐惧。随着这种感觉的蔓延，你可能尚未想到这种感觉永远不会消散的可能性，你可能还没有对眼下窘境表现出屈服和绝望。现在你想象一下接下来的一个月：也许你已经去看了全科医生或是家庭医生、心理学家或是精神病学专家；也许你已经被诊断为患有一系列其他的精神障碍，但是没有一种能真正解释你的症状；也许有人已经告诉你，你患上的是人格解体障碍；也许你已经在网上看过一些患者的个人陈述，并且发现，对一些人而言，这种感觉是无论如何也挥之不去的。

猛然间，你的体验成了最难以忍受的东西。你不再只是简单地有着不快的体验和感觉，你认为自己可能一生都要处在这种状况之中，这太突然了。就这一点而言，你更可能会把人格解体的体验理解为可怕至极的，因为它不单单是令人不快，还意味着一个遥遥无期又无力回天的状态。这时候，你"为解决问题而存在"的大脑会加速运转，你的大脑会决定要逃脱这种不适感，进而寻求一切办法来完成这项任务。人格解体的体验也会在这个时候更易于察觉，它暗示了你的心理健康的整体状况。你开始担心自己的余生将是何种光景，自己又将如何在这可怕或麻木的感觉中度日。令你感到不适的不再仅仅是这些令人厌恶的症状，而是从这时起它们将会给你的生活带来什么。你开始关注自己的症状，到了陷入强迫思维的地步，其后果就是你的基本体验能力（包括感觉、知觉、思维以及情感联系）被损害。

强迫思维与反刍思维

　　有两种令人不快的思维方式会强化自我关注，分别是强迫思维和反刍思维（rumination）。每个人都会钻牛角尖，但是强迫思维和反刍思维会让你深深地陷落，无法自拔。这里说的强迫思维是侵入性的、无法抗拒的，或是毫无用处的，其占据了你的大脑。发现自己的强迫思维不太容易，有时候你的想法似乎是极度有用的、紧迫的。

　　约翰总是被自己的想法消耗着，他经常认为自己的大脑和身体一定是糟透了。他认为医生已经无法确诊引起这些症状的疾病，所以他需要自己做些功课，以找到病因，让不快的感受好转。他总是会回到之前的想法之中，认为自己的病症一定是跟某些退行性神经系统疾病过程有关。他定期向治疗师寻求帮助，以求了解人格解体障碍，好让自己接受人格解体障碍的诊断结果，从而解除强迫思维。但这些观念仍然根深蒂固，是因为治疗师并未引导他进行任何有意义的行动，而是让他将一件事想了又想。这些观念在他的脑海里不停地打转，也牢牢地钳制住了他的内心，他也因此变得更为苦闷不堪。

反刍思维与此相似。反刍思维这个词源于对一个消化过程（反刍）的描述，常见于牛和其他反刍类食草动物之中：这类动物会在休息的过程中将已吞入胃的食物反刍咀嚼。这是一个很好的借喻。"心理反刍"表示的是大脑把没有解决的问题拿出来一而再，再而三地思量。反刍思维与对现实威胁的长期担心或忧思有更大关系，而强迫思维不一定是现实的。

例如，苏珊总是想着她对丈夫和孩子的情感麻木。她的所有想法都围绕着这件事，她从各个角度一遍又一遍地思索。下面这段话是从苏珊与笔者的交谈中摘出的，她被要求以自由联想的形式来描述她的思维。

> 我真是无法相信我再也感觉不到对他的爱了。这些年来他是我唯一在乎的人，我不知道如果我永远失去这种感觉的话我将会怎样。我坐下来，努力想如何建立情感联系，但这太抽象、太令人困惑了，让我感觉恶心。一个对自己的孩子毫无感觉的母亲又是什么？一个糟糕的母亲。谁都会感觉恶心，只要他们明白了这其中的感受：一个母亲不再呵护她的孩子，一个妻子不再关心她的丈夫。我真的感到恶心。

在某些情况下，自我关注和增加对内在体验的觉察确实是有益的。比如你腋下疼痛，这似乎不需要你过多的关注，但是如果疼痛没有消失，你就可能开始反复思考自己到底是出了什么问题。你可能无法把这种不适感赶出脑海。猛然间，思考这一不适感可能的起因加剧了你的疼痛感。现在想象一下这种持久的疼痛让你开始寻医问药，最终你被诊断患有淋巴瘤，这是可能致命的癌症。在这个例子中，及早意识到自己的症状才能让你有机会被治愈。如果你没能发现淋巴瘤的症状，最终结果就是死亡。因此，对感觉和它的意义的觉察于生存而言还是比较重要的。而许多心理状况，包括人格解体在内，可能会在你反复纠结的时候变得更糟：想着这种情况及它所意味的事情会增加你的症状出现的次数，随之那些感受就会变得越发显著，让你备受折磨。讽刺的是，想着你该做什么通常不会解决任何问题。因此，虽然说意识到淋巴瘤的症状能让你解决身体健康问题，但在人格解体的症状上进行强迫性思考只会使你产生更深层的焦虑与恐慌，使你害怕这些症状将伴随终生。

苏珊这样讲述她的自我关注及其影响。

我努力建立对家人的感情，却屡屡受挫。我坐下看着丈夫，想让自己对他的感情像从前一样，但是我却被这种愿望缠住了，而这些本就难以捉摸的感情突然间被我的思维搅得混乱不堪。我甚至突然想问，想这些事的人真的是我吗？这实在令我抓狂。我的思维有时感觉像是电脑生成的，我好像不再与自己的思维有关系。

约翰的讲述类似："对自身状况的强迫思维，已经让我的思想有了残缺，我一直专注地监控着自己的情感和感觉。"

练习：我是如何努力解决人格解体问题的

在一张纸或笔记本上完成这个练习。记录你自己的体验很重要，它有助于你理解自己是如何给自己增加痛苦的。有一份记录在手边，还可以帮助你注意自己是何时被拖进这场与自己情绪的无果的战争的。

（1）描述一个情景，在这其中想到人格解体的体验让你感觉更糟。

（2）记述一个你发现自己正在担忧人格解体的体验还会持续多久的时刻，以及这种担忧对你的体验产生了什么影响。

（3）躯体上的不适感相对容易缓解，因此在治疗躯体疾病（比如感冒、牙齿断裂、头痛等）时，你对躯体疼痛的思考是否帮你建立了新的策略？你的努力是否有效？

（4）那些对内心痛苦的思考使痛苦本身是缓解了还是加重了？你在解决人格解体问题上付出的努力有效程度如何？

练习：体验自我关注

这个练习的目的是让你看到你对痛苦的思索是如何造成更深的痛苦和自我关注的。做练习之前，请你仔细阅读下列内容，并在阅读过程中尽量记住这些指示。如果你记忆起来有困难，则可以慢速阅读并录音以便后续回放。

现在，请你闭上眼睛，将精神集中于呼吸。然后，将你的意识转到气沉丹田的感觉上。注意你正常呼吸的自然程度。片刻后，明确这种生理机能的节奏。

（1）将你的意识转到你的思维上。注意你的大脑产生了什么想法。带着这一刻的意识，尽量观察你的思维过程，包括你的思维能偏离的程度，以及你有多容易产生消极或令人痛苦的想法。

（2）记下现在你感受到的人格解体的严重程度。你与自己的感觉的联系有多少？你现在对人类情感的感觉有多少？对这项活动集中精神的难易程度如何？现在你感觉自己的身体有多少还属于自己？如实记录下来。

（3）现在集中精神到一些互不相干的想法上，确认你的大脑对每个念头做出了怎样的反应。尽量观察这些想法的到来使你的感觉有了怎样的变化，直接观察你的内心反应。

默想：我将永远无法与他人建立一段有意义的关系。

你心里对这个想法是如何反应的？同意还是不同意？是否被这个想法"拐走"了？你是否注意到你在思考这个想法的时候情绪上的变化？注意你情绪的变化。

默想：与自己隔离的感觉会永远伴随着我。

同样，确认你心里对这个想法是如何反应的。这个想法是如何影响你的情绪的？你是否感到更绝望？注意对这个想法的思考是如何影响你的感觉和情感的。

默想：医生无论如何也帮不了我了，我是孤身一人，不经历这种情况的人是不知道其中的痛苦的。

确认你心里对这个想法是否有反应。记录下你对这个想法的反应。这个想法是否引起了你的共鸣？同样注意你的情绪变化。对这个想法的思考是否影响到你的感受？

默想：带着这种不真实感，我该怎样继续生活？

确认你的想法和情绪上的变化。

（4）把你的注意力转到你现在人格解体的感觉上。回想从这个练习开始起，你的人格解体的感受是否有了变化？注意任何整体上的变化，包括情感上的、感觉上的、思维上的。对你整体的内在体验进行梳理。

完成练习后，让注意力回到外在环境中，睁开眼。

关注负面想法对你情绪产生了怎样的影响？关注慢性人格解体带来的苦恼又给你的"脱离感"带来了怎样的影响？许多参与这项练习的人注意到，对人格解体障碍的思考和相应的"这很可怕"的反应，加重了他们的不适。这个练习表明，语言能够对感觉产生巨大影响，并且如果我们总是跟着感觉行事，就会陷入危险的默认状态。举例来说，如果某人认为他将不会拥有一段有意义的关系，并且真的相信了这个想法，他最终会陷入沮丧。我们将很容易看到，如果他任由这些丧气的想法指挥自己的行为，他将不再去寻找伴侣。在本书中，我们会提供一些策略来帮助你赶走这些苦恼的想法，使你过上想要的生活。

接纳现状而非"解决问题"

对人格解体的自我关注、反刍思维及强迫思维经常会导致要解决问题的想法产生："我怎样才能摆脱这种感受？""如果我不得不继续这样，我该如何生活？""我怎样才能好受些？"面临人格解体问题时，这种解决问题的倾向会跟你对着干。为了摆脱不愉快的想法、感情和感觉而付出的努力也许只会让这些体验变得更难以忍受。那么你能做什么呢？你在朝着想要的生活而努力时，能做的就是接受这些体验，停止与负面想法的抗争，给你的不适感留出空间，而你要继续追求自己想要的生活。在第五、六、七章中，我们会将正念与接纳（mindfulness and acceptance）策略作为你改变想法和感受的一个办法，以扩大你的策略选择范围，让你感觉更平和。正念与接纳策略也许听上去很难，但是我们在本书中会教给你一些可行的策略，你可以将它们融入每天的生活中去。

哪怕你在试图摆脱人格解体障碍时，"解决问题"的思想没能奏效，但这不意味着你要在人格解体障碍的指挥下继续生活，也不意味着你不再享有曾经拥有的一切。正相反，我们的意思是，对情绪困扰的焦虑，以及想让这些感觉消散从而解决问题的想法是会适得其反的，实际上这样做可能还会延长你的痛苦。因此，我们关注的是改善你的功能，而不是只改善你的感受。

总结

你当然想要通过摆脱心理不适感从而获得胜利，这是人性使然，但是这些不适感可能只会让你更真实地感受到这些痛苦。虽然思考可以帮助你解决外界的问题，但是从内心世界的角度来说，思考有时只会使你徒增烦恼。正如本章练习告诉你的，人格解体障碍会在你努力摆脱它的同时变得更糟。

人格解体障碍在你努力规避随之而来的不适感时会恶化。当我们回避不愉快的感受时，我们往往也回避了生活中重要的方面。我们最重视的生活的方面往往也是最令我们痛苦的方面。因此，当你在与人格解体障碍抗争的时候，你会为控制自己的不适感而立下铁律，但是这样做同时也限制了你自己丰富多样的体验。接下来，我们将探讨出一些办法，以确保你在经历人格解体障碍的同时不忽视生活中这些有价值的方面。

第二章 | 为什么会患上人格解体障碍

你可能在想你是怎么患上人格解体障碍的，原因是什么，这病是怎么来的。人类的行为受着诸多因素的影响，包括环境方面、文化方面和生物方面等。在本章中，我们要探究什么会导致人格解体障碍的发病。

创伤的影响

我们发现许多人格解体障碍患者过去都经历过不同形式的创伤。每个人的创伤不尽相同，但很多患者说他的家庭过去充满了混乱和难堪，达到了他们不得不选择逃避的程度。他们为了生存要设法完成不得不做的事情。有时，创伤是复杂且逐步累积的，而有时可能只是一件大事。我们遇到的一些创伤形式是儿童期受虐待（躯体虐待、性虐待或情感虐待）、被强奸、父母酗酒或赌博，以及父母间不断的声嘶力竭的争吵。

在儿童期受虐待的案例中，创伤通常已经持续了很多年。研究者对这些残暴行径的受害者进行研究，发现分离性症状在这些人群中有着高发生率，特别是当受害者还是儿童时就经受了性虐待或躯体虐待，以及由疏于照料造成的虐待（Svedin、Nilsson 和 Lindell，2004）。躯体虐待与分离的联系最为紧密。

实际上，分离作为一种防御机制，把痛苦和你的意识分隔开，从而帮你保持镇静。试想：在平常的环境中，如果一个人打你的脸，你可能会感到震惊或愤怒，你的机体会进入"战斗或逃跑"（fight-or-flight）状态，你警觉又不安。现在想象一下，在今年剩下的时间里，每隔五分钟就会有人打你的脸。最终，你的身体会停止对击打做出反应，从而适应这种可怕的环境，你的心理和生理都必须做出调整——这是本能。人格解体障碍在一些人身上的表现是类似的：当你面临巨大或长期的不适感时，你的身心基本上会停止对它的注意，让你处于麻木的状态，对疼痛以及其他所有事情都麻木。研究者普遍认为，童年期所受的暴力和虐待的确会是分离性症状的根源，虽然这些症状有时是暂时的，但是它们会妨碍人们成年后正常的心理发展。

人格解体障碍的诱因不仅限于虐待这一种情况，其他环境因素也起着作用。受到社会暴力（Horowitz、Weine 和 Jekel，1995）、大规模意外事故（Yule、Udwin 和 Murdoch，1990）或是战争（Kinzie 等，1986）影响的儿童似乎更容易表现出精神症状。既往研究表明，在贫困环境中长大的人更有可能经历分离性障碍（Altman，1995）。你可能在想，如果你既不是在贫困环境中长大，也没经历过折磨或恐怖事件，这种疾病又是怎么找上你的。但是你也可能是盗窃案件或家庭遭到非法侵入事件的受害者，枪击事件的目击者；你也可能在儿童时期受到过恐吓威胁，或被疏于照料，抑或困扰于情绪无常的父母。所以请继续读下去，因为尽管有些研究听起来似乎与你没有直接关系，但可能仍对你有益处。

一个在尼日利亚的医院进行的精神病理学研究（Ilechukwu，2007）报道有 25% 的患者存在分离性症状。许多尼日利亚儿童在很小的时候就被送到非亲属的家庭生活，遭受长期的躯体虐待和性虐待。如果儿童长期处在这类情况中，分离性症状似乎可以让儿童至少在心理上从虐待的痛苦中解脱。

你患上人格解体障碍有时并不需要直接经历创伤，也可能是你的家人在某个时候经历了创伤。调查结果表明，即使你是创伤事件的旁观者，也会产生同样的反应（Seligman 和 Kirmayer，2008）。举例来说，如果一个因强奸而生的孩子知道了他的身世，那么这可能会给他的成长造成巨大的精神创伤，对他今后发展有很大的负面影响。当研究者研究分离性障碍的致病原因时，周围环境是需要考虑的重要因素（如上所述）。如果某个事件对你的社交环境、同伴或家人来说是重要的，那么你也很可能认为那是重要的。

文化同化带来的创伤

文化身份的破坏也可能造成创伤。移民到一个完全不同的文化圈中或是见证一场社会历史性事件（比如暴政或恐怖事件），也可能引起剧烈的恐惧感或耻辱感，最终导致心理创伤（Bodnar，2004）。举例来说，如果一家人搬到一个与原来居住地文化差异很大的地方，父母在重新学会如何在新的文化环境中抚养孩子之前，可能会在抚养孩子的问题上磕磕绊绊。你的父母在移民到美国之后是不是在适应新的文化环境方面经历了挣扎？你是否在与新朋友交往方面感到受挫？

一个人的多元文化背景，可能会导致其在社会角色认同方面出现挣扎。举例来说，研究员埃蒂·科恩（2007）讲述了一个军人的故事：这个军人看到敌方妇女乞求释放入狱的丈夫时，会感到同情。即使理论上来说，她们也是"敌人"，每当这个时候他内心会经历剧烈的混乱。他的分离性症状是为了保持自我连续性和整合性（Bromberg，1996）。他所经历的悖论迫使内心选取防卫策略，同时将对立的观点概念化，"从政治角度说，她们是敌人，应该被憎恨"，而同时"从人道主义角度说，她们是乞求怜悯的非战斗人员，值得同情"。分离实质上是一种适应性的心理生存手段，是一场在矛盾中求得一致的斗争（Pizer，1998）。

家庭关系破裂带来的创伤

你可能会问："谁家没有点问题？"当然，也有一些健康的家庭，但这里暂且不谈。重要的是我们如何处理破裂的家庭关系。下面我要给你举一个例子。一位男性描述自己的家庭是"地狱的一角"，他记得在小时候，他还不太懂事时，就很清楚自己已经无法忍受家庭中声嘶力竭的争吵。他的母亲嗜酒如命，父亲要么不在家，要么在家时情绪失控。这两个人每晚吵架至凌晨才罢休，而他和弟弟只能躲在各自的房间，关上房门，飘忽进入幻想的世界。这个家里充斥着愤怒与争吵，再无其他情绪。

另一位患者患有人格解体障碍已经很多年了，但她只有在体验到麻木的时候才意识到疾病的存在。她说自己家就是个"消防队"，妹妹总是制造一个又一个需要立即解决的问题。一家人只能围着她妹妹闯下的祸端拼命补救。有时候只是琐碎小事，妹妹以及一直试图安抚妹妹的父母的反应却很极端。她的父母会精疲力竭、怒火中烧，暂时放弃，但随后又重蹈覆辙，回到混乱不堪、难以控制的局面中。父亲有时候还会对束手无策的母亲生气，他躲进自己的卧室一连几天都不出来。她的父母从没为她考虑过，好像她根本就不存在。她记得自己作为一个小孩子，处理好这一切的办法就是定期沉浸在自己的世界里，然后重新回到现实。最终，在她十几岁的时候，人格解体障碍已经伴随她许多年了。

正如你所看到的，真正起决定性作用的是你对自己家庭情况的看法以及你处理这些情况的方式，而不是实际发生了什么。生活中的问题都是如此。

导致人格解体的文化因素

在一些文化中，人格解体或其他分离性症状可能是维持社会可接受行为（socially acceptable behavior）的手段。举例来说，在巴厘文化中，自我保护是与斯多葛主义（stoicism）联系在一起的，情绪上的痛苦会被回避，个人以一副平和而坚强的样子示人（Wikan，1990）。还有一些文化中的人们会避免强烈的情绪，因为他们认为这些情绪不利于身体健康（Wellenkamp，2002）。在土耳其的一些地方，人们无法接受像抑郁或焦虑这样的情绪表达，所以人们会出现疑病症状（hypochondriacal symptom）或分离性症状，也可能是两种症状都出现，以规避不被接受的负面情绪。因此在某些文化环境中，如果激烈的情绪表达不被提倡，但你却在强烈的不快情绪中挣扎，那么分离可能是较好的替代办法。

在一些文化环境中，分离性体验也会在公开裁决场合和宗教疗愈的活动中发生。然而在这些文化中，分离可能是被提倡的，而不被看作是心理病理（psychopathology）的表现。当我们失去对周围环境的觉察时，我们都或多或少进入了分离性状态，只不过情况没有那么极端。我们可能对外部环境毫无知觉，而完全将关注范围缩小到某一个事物上，可能是看书或看电视，也可能是参加某项活动，如运动或仅仅是做白日梦。对于这种普遍可以接受的分离性体验，我们会乐意进入这种状态，而且其也被社会接受甚至推崇（Butler 和 Palesh，2004）。这种形式的分离被认为是有用的技巧（Seligman 和 Kirmayer，2008）。

物质滥用的影响

很多人在吸食大麻之后经历了第一次人格解体的体验。我们知道吸食后会随之出现"嘴馋"和偏执，但是谁可曾听说过吸食之后的分离性症状会持续几天、几周、几个月甚至几年？是，你可能在吸食大麻之后有感知变化，但是这种变化会在几个小时后或者第二天复原，对吧？好吧，可能也不是。

埃米莉十四岁就跟朋友吸食大麻，那完全就是一段糟糕的经历。随着精神刺激效应的产生，她马上变得无比惊慌。她感觉似乎已经失去了对自己身体的控制，精神与身体在渐渐分离。她偶尔会感觉自己回到了现实，但是马上又会变得如云雾缭绕一般。开始的感觉随着时间推移会逐渐消失，但总体上分离的感觉总也挥之不去。她期望着睡一觉后第二天早上睁眼就恢复正常了，但是天亮以后，感觉依然没有变化。她不断喝咖啡、吃东西，或是睡觉来消除这种感受，做了许多事情企图改变自己的精神状态，但是人格解体症状自出现以来，就再也没有消失。

你可能要问，你怎么能知道自己吸食大麻之后，是否会出现同样的反应呢？实际上，这是没有办法预测的。显然，如果你像埃米莉一样出现了长期的反应，那就说明你的身体无法适应这类物质。大麻会引起惊恐发作或分离性状态，也可能是这两者的结合（Simeon，2004）。有些人提到吸食大麻让他们变得更内化，对感知的变化更敏感，而这些都指向人格解体。他们感到似乎离其他事物很遥远，反应和质疑能力都下降了，无法进行清晰的思考，双手和身体似乎也分隔开了。所有这些感觉是非常糟糕的体验，而且这种体验可能一时半会儿无法消散。大麻是引起这种疾病的常见毒品，除此之外还有其他毒品也会致病，比如苯环己哌啶、右美沙芬以及氯胺酮（也叫"K 粉"）等致幻成分或药物。

人格解体障碍的神经生物学分析

你的大脑是身体的控制中心，它控制着你的感受、行为和感知。你可能很自然会联想到这台"生物电脑"与你体验到的分离性症状之间存在联系。有些关于人格解体障碍的神经生物学研究结果不一致，因此结论存在不确定性，但是在这一节我们要对近期的研究发现进行讨论，让你了解研究的方向。

毛里齐奥·谢拉和格尔曼·E.贝里奥斯这两位研究员将 2001 年研究参与者的报告与此前人格解体障碍研究的报告进行了比较。结果表明，虽然时代在变化，但研究参与者的临床表现（报告的症状等）却是一致的。换句话说，尽管文化、社会各个方面发生了翻天覆地的变化，但人格解体障碍的症状相对来说一直没变。据此我们可以说，一些无法改变的先天生物学因素在发病过程中发挥着作用。

你需要对大脑解剖及各部分功能进行基本了解，从而完全理解你的症状的性质。为方便你理解，我们插入一张大脑示意图（图3.1），图中清晰标注了我们会谈到的大脑各个部分的名称。

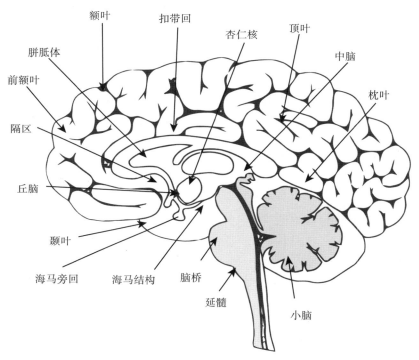

图 3.1　大脑示意图

观察神经系统的一个方法是将兴奋状态和静息状态的神经反应进行对比，这两者都是自主神经系统反应（autonomic reaction）。副交感神经系统的功能（静息状态）和交感神经系统的功能（兴奋或焦虑状态）组成了自主神经功能（autonomic functioning）。如果你面临生命威胁（比如一个持枪者追着你进入一条黑暗的巷道），你的交感神经系统就会被激活：你的瞳孔会放大，好让你在黑暗中警惕各种细节；你的心跳和呼吸会更急促，为你的身体器官提供更充足的氧气（你可以行动得更快，寻求更好的安全脱身的时机）；你的肾脏会释放肾上腺素，这也是为了你能更快逃脱而做出反应。在这些影响下，你的身体会全力支持你当下的需要，使你尽可能用最快速度和最有效的办法逃离歹徒的追赶。

其他像消化、性冲动、瞳孔收缩、心率和呼吸频率减慢的过程被认为是静息或放松状态下的功能，在非常紧要的关头是不会发生的。当交感神经系统激活时，这些功能就会受阻，原因在于它们属于副交感神经系统的工作。基本来讲，交感神经系统会在你需要警觉时激活，而副交感神经系统在你不需要警觉时激活。你可以这样认为，交感神经系统和副交感神经系统是相互冲突的，两者不会同时起作用。

焦虑症患者的交感神经系统会过度激活。有趣的是，许多人格解体障碍患者同时也有很强烈的焦虑，或者确切地说是焦虑症（Baker 等，2003）。像我们之前讨论的，人格解体障碍可能是由一些可怕的创伤导致的，比如童年时期的性虐待或躯体虐待。想到这一点，人格解体障碍似乎代表了一种在潜在焦虑面前抑制自主情绪反应的机制。换句话说，人格解体障碍尽管会带来持续的不适感，但同时也削弱了情绪的反应。一些研究已经表明，当一个人面临无法掌控的情况，分离性症状就会出现。当虐待和类似的情况发生时，的确如此。

当人格解体障碍患者一边观看令人痛苦、厌恶的画面，一边接受功能性磁共振成像（functional magnetic resonance imaging，fMRI）[1]检查时，他们的交感神经系统反应就会减弱（Phillips 等，2001）。令人厌恶的画

---

① 磁共振成像设备，用以展现大脑活动的实时情况。

面很少能引起人格解体障碍患者的反应（Sierra 等，2002），他们对他人生气时的面部表情也不敏感，因为愤怒的情绪传达了一个巨大的威胁信号，通常会导致焦虑，这符合人格解体障碍患者对这种刺激情绪的画面出现抑制反应的情况（Montagne 等，2007）。

你的大脑有一个绝妙的办法来进行化学通信：用一种叫作神经递质（neurotransmitter）的化学物质承载具体信息。举例来说，神经递质包括5- 羟色胺、多巴胺、内啡肽等。在症状较轻的人格解体障碍患者身上能够发现水平过高的去甲肾上腺素[①]，而这在症状严重的人格解体障碍患者身上鲜有出现。换句话说，症状严重的人格解体障碍会引起与焦虑相关联的神经递质系统的抑制（Simeon 等，2003a）。这一发现佐证了一个观点，那就是分离是一种对自主情绪反应的抑制机制。

即使目前研究尚不完备，但是研究者们还是发现了 3 种与分离性症状相关的神经递质系统。

（1）天冬氨酸相关神经传导减弱。在大脑皮层（大脑的外层结构）、海马（与记忆有关）以及杏仁核（在恐惧、愤怒等强烈情绪中起重要作用）可以发现 N- 甲基 -D- 天冬氨酸（N-methyl D-aspartate，NMDA），并且研究者也认为它与长期记忆的强度有关。氯胺酮和大麻（Feigenbaum 等，1989）两种毒品可以阻滞与 NMDA 有关的大脑活动，它们因可以导致吸食者进入深度分离性状态而被熟知。

（2）5- 羟色胺相关神经活动增加。5- 羟色胺是一种具有多种功能的神经递质，与睡眠、抑郁、记忆以及其他心理体验有关。5- 羟色胺相关神经活动增加会引起分离性症状（Simeon 等，1995）。另外，增强 5- 羟

[①] 一种神经递质，与焦虑情绪密切相关。

色胺相关神经活动的毒品会导致人格解体（Simeon 等，2003b）。

（3）阿片类物质相关神经活动增加。承受巨大的压力时，机体会利用内源性阿片类物质（内啡肽）进行自我保护。阻滞阿片类物质活性的药品可以减轻分离性症状（例如，纳洛酮被用以治疗慢性人格解体患者）（Nuller 等，2001）。

人格解体障碍的神经解剖学分析

我们把视角从神经生物学转换到神经解剖学。你见过那些关于大脑分区的漫画演示吗？看电视、性行为、个人事业、演奏乐器等都被分在一个个小隔间里。即便那些漫画中的细节通常是不准确的，然而其背后的总体思想是正确无疑的：大脑的不同区域有不同的功能。大脑的有些功能只需要大脑中某一部分独立工作，还有很多功能需要 2 个及以上的部分协同或依次工作。

人格解体障碍的神经生物学研究虽然尚有不足之处，但还是相当可信的。

给受试者展现一系列令人厌恶的画面（例如，把蟑螂按大小一字排开），通常情况下受试者会产生恶心的反应，而相比于对照组的受试者，人格解体障碍患者对这种画面没有那么强烈的情绪反应（Phillips 和 Sierra，2003）。此外，患有人格解体障碍的受试者表现为脑岛（大脑的一部分，感到恶心时就是此区域处于活跃状态）活动减弱，腹外侧前额皮质（这一脑区涉及对具有情绪意义的信息和记忆的评价）活动增强。其他研究已经用到正电子发射断层成像（positron emission tomography，

PET）技术来测量大脑中血液、氧气和葡萄糖的流通量。下面的发现有一些复杂，但请耐心看完。

- 人格解体症状越严重（吸食大麻期间），前扣带回皮质（这一脑区涉及大量自主神经功能，包括情绪功能）中的血流量就越大（Mathew 等，1999）。
- 在杏仁核、海马和基底核（三者与感受和思维有关）中观察到了血液量下降（Simeon，2004）。
- 在丘脑（这一脑区将相关信息传递给大脑中调节感觉和唤醒的部分）中观察到了血流量下降（Simeon，2004）。

大体上，这些发现可以表明，大脑的某些部分的运转没有协调一致。前额叶皮质的过度活跃会抑制大脑边缘系统（神经解剖学上的情感中心，包括杏仁体和海马）。根据研究者所述，这会导致低情绪性（hypoemotionality），或者按许多人格解体障碍患者所言，情感麻木或情感死亡（Simeon 和 Abugel，2006）。

西米恩和他的团队（2000）的研究得到了一些略有不同的结果，但与此前的一些结论并不矛盾。参与研究的人格解体障碍患者表现为右颞叶代谢活动降低，而顶叶和左枕叶的代谢活动显著增强。颞叶、顶叶和枕叶通常分别与听觉、躯体感觉（触觉）和视觉有联系。就本书的目的而言，这可能过于专业了，但整体意思就是，从神经学的观点来看，你的情绪和感觉是在协调一致上出现了异常。这可能解释了为什么你会感觉到自己的身体和周围环境"脱节"或是"疏远"。就我们的经验来看，意识是一种多个皮层区域功能整合的表现，这就说明意识障碍与一些皮层区域出现异常情况（或者说这些脑区出现通信障碍）有关。

这并不是人们第一次从"感觉"的角度来研究人格解体障碍。神经学家怀尔德·G. 彭菲尔德早在 1950 年就提出了人格解体的"颞叶假说"（Penfield 和 Rasmussen，1950）。他通过刺激受试者颞叶某些部分以导致他们出现分离性症状。他认为这个试验中断了记忆与感觉体验的同步化过程。举例来说，你的手一直是与手腕连接着的，在记忆里，你也一直是用手来触摸、感觉和抓取的。你也一直清楚只要你想动动手，你就能动。彭菲尔德会说，当你大脑颞叶的某些部分受到刺激，你的手臂和身体之间的联系就会受到干扰，例如，你会感觉你的手不再属于你的身体。他的假说在之后的其他研究中得到了支持，这些研究发现人格解体是颞叶癫痫患者的常见症状（Harper 和 Roth，1962）。

总结

人格解体障碍可能是由心理、生理、化学或环境因素导致的，简言之，引起人格解体障碍的因素可能是以下几点。

- 创伤性事件，包括受到虐待和忽视、经历社会历史性事件、受到极度压迫或是其他心理疾病有关的创伤（比如强迫症发作期出现焦虑）。

- 吸食毒品，比如大麻、氯胺酮或其他致幻剂，这些会引发人格解体发作。

- 从神经化学上或神经解剖学上讲：某种神经化学物质的传递形式出现异常可能会导致人格解体的体验；大脑某些区域之间的连接异常可能会干扰感觉整合，也可能会导致人格解体障碍。

第四章 | 对人格解体障碍诱因的理解

人格解体是一种与其他心理障碍相关联的症状，同时也是机体应对负面情绪的适应方式，正如我们在第三章中所讨论的，很多人都在生命中某个时刻体验过这些负面情绪。本章将探究这个适应过程是如何出错并出现功能障碍的。同时，我们还将探究功能障碍性人格解体是如何出现在各种心理疾病中的。

两种人格解体的类型

人格解体存在两种类型：慢性（或原发性）人格解体和发作性（或继发性）人格解体。我们前文已经讨论过，人格解体是一种疾病，也是一种症状。前者是原发性的人格解体障碍，通常会持续很长时间，而且其本身就会损害心理功能；后者是发作性的，发病期较前者短，患者更容易适应，且其常伴随着极端心理压力出现。我们首先来讨论发作性人格解体。

发作性人格解体

发作性（或继发性）人格解体经常看起来就像是慢性的，即使它在发病片刻后就会消失。当你体验到人格解体障碍带来的情感麻木和自我感觉改变时，你或许会问："这种感觉会消失吗？"就仿佛是你再也无法回到你所熟悉的现实世界了。然而，发作性人格解体是会消失的，尽管很难预测这种症状何时会消失。它可能会在一天、一个月，或者在某些情况下于几个月内消失。与慢性人格解体不同，它不会长期存在。

从进化论的角度来看，人格解体偶然发作是非常合理的：如果我们持续处于情感耗竭或是极度创伤的环境中，采用一种机械般的意识状态会对我们有好处。思考一下为什么会这样。你是否注意过，在极度情绪化时，你是否无法正常思考呢？当你经历发作性人格解体时，你可能会体验到不真实感或超然感，一种置身于自己之外的主观感受，或是一种不是自己在掌控自身行为的感觉。从某种意义上说，如果这种感觉会在极端情绪过去之后马上消失，你能够不带情感地行动有时也是件好事。这类人格解体或许是我们情感库中一种健康自然的倾向，当我们面对极端的情绪不适时，大脑往往会尽力将身体设置为"自动驾驶模式"，以避免我们做出情绪化的冲动决策，这种决策可能弊大于利。然而，这种重要的情绪反应对一些人来说可能会出错。

慢性人格解体

让我们来看看当我们面临危险时，大脑会做些什么。当大脑确定身体受到某种威胁时，它会发出求救信号，提醒我们正处于危险之中，我们应迅速行动应对险情。这就是我们经常听到的"战斗或逃跑"反应。你做好了要么回击要么逃跑的准备。例如，在开车时，如果我们感觉到事故即将发生，则会立即转向或猛踩刹车。显然，这是一种快速反应，用以应对一时的威胁。然而，如果威胁来源于长期存在的或无法避免的危险，那么求救信号就会一次又一次地发出，却毫无结果。在长时间的痛苦下，如果不适感重复出现却始终没有缓解，大脑最终可能会尽力抑制情绪反应。例如，如果你在孩提时代遭受了严重的忽视，并且在你需要关怀时，你使出浑身解数也没能如愿，那么最终，你的不适感也将不会再给你带来任何新的变化。因此，你的大脑可能会抑制情绪反应，因为它对你没有好处。我们见过很多人，他们描述自己的童年充满了混乱，父母无法满足他们的需求，而作为孩子，他们虽然知道有些事情不对劲，但不知道具体是什么问题。他们要么躲在自己的屋里，要么想象自己能换一对父母。一些父母存在酗酒或赌博问题，还有一些父母忙于争吵而无暇顾及孩子，以至于打架、谩骂、大喊大叫成了家常便饭。这样的童年经历可能会诱发慢性（或原发性）人格解体。具有讽刺意味的是，作为适应性反应的人格解体状态本身也成了问题，大脑和身体无法回到对情感和感知信息惯有的意识状态，其结果就是形成了与自身体验疏离的状态，表现为对心理不适和现实扭曲感的强迫性专注。

慢性人格解体可以被看作是一种适应功能的"癌症"，它起初是一种健康的、具有保护性的应对创伤的反应，但最终发展过度了。创伤是突发的或长期痛苦的遭遇，包括深爱的人过世、长期的情感虐待或者父母的忽视，这些事会诱发极度情绪化反应。任何能够引起极度不适的事情都有可能引发人格解体体验。而如果这种体验无法消散，那么它就有可能成为不适感的根源。但是，值得注意的是，慢性人格解体发病可能是毫无征兆的，没有任何明显的诱发因素，它也可能会在突发危险事件或吸食毒品之后发病。前面章节也已经提到，一些人说他们在吸食大麻之后会出现人格解体的情况，另有一些人会在经历严重的焦虑或抑郁之后发病，而有些时候还很难界定确切的诱发事件。而且，有人过去多次吸食大麻让他们陷入慢性人格解体的状态，这种情况并不少见。因此，我们必须明白，慢性人格解体和诱发事件之间的直接关系目前尚不清楚。然而，调查结果一再证实，人格解体常见于经受创伤的人中，这些创伤可能是急性的，也可能是长期的。

本书前文提到的三个病例大体指出了这一障碍的各类诱因。埃米莉说吸食大麻诱发了慢性人格解体；约翰把他自身的发病归因于打橄榄球，虽然他始终也没遭受过任何重大创伤；而苏珊突然就进入了与周围环境疏离的状态，出现了人格解体，没有特别的缘由。我们接触的另一个患者丹尼，他在受到母亲不停谩骂的时候体验到一段时间的人格解体的感觉。这些患者的经历表明，虽然人格解体症状更倾向于是对极度不适感的反应，但是直接致病因素尚不清楚。

人格解体障碍的诊断

考虑到上述因素，从个人功能的角度来思考人格解体也很重要。人格解体障碍和其他心理障碍一样，症状分为不同的严重程度。症状的严重程度及其对日常生活的干扰程度决定着这些人格解体症状是否应该确诊为人格解体障碍。换句话说，如果你发现人格解体的感受影响你的正常生活运转，或者人格解体的症状给你带来的不适感已经超出承受范围，这时你很可能患上了人格解体障碍。一般来说，心理功能可以从职业、社交、学业以及其他诸多方面进行评估。比如一个学期五门课有四门没有及格，这表明你在维持学业方面有很大困难；因为忽视分内工作受到领导责骂可能表明你存在工作能力不足的问题；经常与配偶吵闹可能指向你沟通能力上的问题。我们介绍的四个病例中表现出的问题涵盖了所有这些方面。四位患者都表示，他们在有了人格解体的感受之后，情感关系就出现了问题。其中三个人说虽然他们能够继续工作，但只能像个机器人一样做重复性工作。你可能发现由于越来越深地意识到自己在交流过程中失去了建立联系的能力，所以就对夫妻生活和社交活动失去兴趣，这也加重了痛苦的程度。你可能发现自己很难集中精力，所以你会避开繁复的活动，以致影响了工作和学业。你是否确诊为人格解体障碍（或慢性人格解体）是由你在人格解体方面的体验、其造成的个人和职业后果以及其对舒适性和正常生活的影响程度共同决定的。

人格解体和其他心理疾病

前面已经解释过，人格解体这种症状的出现不仅限于慢性（或原发性）人格解体这一种心理障碍。下面我们会介绍一些相关的疾病，并解释它们与人格解体的关系。你可能会发现除了人格解体之外，你可能还有其他心理障碍，但请务必记住，只有经过训练、经验丰富的精神科医生才能够给你确诊。以下所述心理障碍有时可能与人格解体障碍非常类似，但并不是人格解体障碍。

惊恐障碍

惊恐发作是在人经历严重的焦虑时，感觉自己可能会失控的情况下发生的。惊恐发作的症状包括心率加快、四肢末端刺痛、呼吸急促、头晕目眩、血压变化、几乎晕厥、濒死感等。惊恐发作和人格解体障碍有许多共同点。当一个人面对可能诱发极度不适感的环境时，惊恐就会出现，人格解体也可能是在这种情况下诱发的。惊恐障碍患者与人格解体障碍患者很相似，他们在面对让自己感到不适的情境时会出现躯体症状，不论这种反应是否合理。无论是否存在真正的危险，惊恐发作都有可能发生，这也与人格解体障碍发病情况相同。从这个角度来看，惊恐障碍和人格解体障碍可以比作车辆警报器，当有人试图偷车时会理所当然地响起来，但警报器也可能在一阵风吹过的时候错误地响起。

在第一章中我们介绍了人格解体障碍患者埃米莉，她最初的症状是惊恐发作，她因害怕失控而忧心忡忡，这在惊恐障碍患者中是很普遍的。苏珊也有类似的描述，也提到了失控的感觉，这对人格解体障碍患者来说也是常有的事。

当我置身人群之中，我感觉自己的大脑已经游离了。我不再属于那里，而是脱离了自己的身体。我能观察自己的反应，理解本该有的感觉，但是我突然感觉无法控制自己的行为。就好像是我事先安排好了我的肢体该做的事，好像我的反应虽然从社交角度来说是可以接受的，但我并不是这些反应的发起者。这种失去控制的感受让我觉得自己完全不在自己的掌控之下，即便从外界来看，一切都很平静。

人格解体发生的时候可能伴随也可能不伴随极度焦虑，惊恐的出现可能伴随也可能不伴随脱离身体的感觉。但是在很多人的描述中，这些体验有很多相似之处。

人格解体和惊恐都属于心理障碍的症状，但并不一定就是病态的。人格解体最初可能是一种保护性反应，惊恐则警示我们存在潜在危险。我们的祖先需要快速反应，做出战斗或逃跑的决定，他们需要高度警惕来规避危险。从进化论的视角来看，如果某些反应机制可以帮助我们避免死亡，那么这种反应机制就会传给下一代，即使它可能变得过度并导致痛苦。同样，人格解体也是如此，它起初是一种适应性反应，但如果在不恰当和不必要的情况下被激发出来，就会导致一系列问题。实际上，人格解体障碍和惊恐障碍经常同时发生。研究者发现，参与试验的人格解体障碍患者中有 73% 的人经历过惊恐发作（Baker 等，2003）。人格解体症状有时会在惊恐发作过程中出现，有时则在惊恐发作过后立即出现，这表明惊恐和人格解体症状之间是相关联的。伴有人格解体的惊恐障碍更为严重，合并广场恐怖症（对公共场所的恐惧）的概率也更高，发病年龄也可能更早（Cassano 等，1989）。一些理论认为人格解体可能代表了极度焦虑反应的扩大化，也就是说，可能对一些人而言是惊恐导致了人格解体。但是，仅仅把人格解体说成是焦虑的反应未免过于简化问题，因为根据观察，人格解体障碍发病可能伴随也可能不伴随焦虑症。

内感受性线索暴露，即患者将自己暴露于焦虑唤醒状态的生理症状，是行为治疗师医治惊恐障碍的手段。因为人格解体障碍的症状与惊恐障碍的症状有重叠的部分，因此内感受性线索暴露疗法可能有助于治疗人格解体障碍。我们会在第八章介绍把自己暴露于恐惧性内感受性线索的方法。我们还会在第五、六、七章中介绍接纳策略，这会为你提供一些方法来培养接纳人格解体相关不适感的意愿。

创伤后应激障碍

某些暴露在长期或短期的极端创伤中的人会患有创伤后应激障碍（posttraumatic stress disorder，PTSD）。这种心理障碍可能会在强奸受害者身上发生，也可能在经历过残酷战争的士兵身上发生。创伤后的应激反应一般包括：与创伤事件相关的画面的闪回，回避可能会回想起创伤事件的环境，与创伤后应激障碍导致的痛苦相关的情感退缩。研究人员经观察发现，创伤后应激障碍患者和人格解体障碍患者都会极力避免痛苦的情感和场景。还有，我们之前已经提过，人格解体是极度情感不适时的正常反应，所以在创伤事故的幸存者身上同时发生人格解体和创伤后的应激反应是很正常的。实际上，在《精神疾病诊断与统计手册》所列的创伤后应激障碍的诊断标准中，分离性症状是很多见的。举例来说，创伤后应激障碍患者回想起创伤事件时会产生分离性体验，或者把他们的感受描述为隔离感或脱离感，或是难以集中注意力。

虽然同时符合人格解体障碍和创伤后应激障碍诊断标准的患者相对较少（大约为5%），但是创伤的经历却是非常普遍的（Simeon 和

Abugel，2006）。前文我们提到的人格解体障碍患者丹尼，他认为母亲无休止的谩骂引发了他的人格解体的感受。这在慢性人格解体患者群体中是非常普遍的特征。极端的情绪体验，特别是当你对痛苦敏感度较高时，可能也会造成轻微的创伤。一些研究已经表明，人们会在经历心理不适（比如严重的抑郁发作）的时候或之后出现人格解体的体验。长期的日常压力或者过度工作，可能也会引发或加剧人格解体障碍。理论上讲，创伤事件越严重，诱发分离性反应所需要的暴露程度就越低。举例来说，一个人产生分离性反应，必定得是忍受了长期且极端强度的工作压力，而仅仅一次性虐待可能就足已引起分离性症状。值得注意的是，许多因素相互影响也可能会导致分离性症状或人格解体，例如经历创伤的年龄和个人对痛苦的敏感性。

强迫症

许多强迫症患者也有人格解体的相关症状。有研究发现，强迫症患者，特别是有强迫检查、排序或者规划行为的患者，也符合人格解体障碍的诊断标准（Rufer 等，2006），大约 1/3 的分离性身份障碍患者表现出了强迫症状（Kluft，1993）。强迫症的一个显著症状是强迫性关注哲学问题。哲学性强迫思维的特点是对存在的意义、神学问题或个人的目标的持续且具侵入性的关注。患者如果存在哲学性强迫思维，还可能会陷入对自身死亡的沉思，他们经常会说自己内心的不安与某种存在主义困境有关。哲学性强迫思维的内容总是非常负面的（比如，"人活着是为了什么？""我们最后都是要死的，为什么还要活着？"等），而且这些想法不停地出现，毫无消失的意思。这一症状（即关注哲学问题和存在问题等令人痛苦的话题）在人格解体障碍患者中也较为常见。你可能已经注意到自己对人格解体症状陷入了强迫思维，而同时你可能也对更大的哲学问题产生了执念（比如思考灵魂是否存在，自己是否缺失了一个"自我"，如果肉体和精神都空空如也的感受持续下去那自己还能否继续活着，等等）。

第二章中我们介绍的人格解体障碍患者苏珊，她就有哲学性强迫思维，比如她不确定自己行为的自主性，不清楚生命的意义。对自主性的怀疑会让我们直接联想到强迫症（经常也被称为"怀疑病"）。实质上，强迫症会引起人们对自我观察的质疑，即使他们的观察能力和批判性思维完好无损。无法信任或无法产生感受在人格解体障碍患者中显然也是很常见的。我们很容易看出，哲学性强迫思维和人格解体之间有相互重叠的部分。你不必深究古代和现代的哲学问题，就能发现自有历史记录以来，身心联系的问题就一直困扰着人类。

强迫思维一般来讲会见于人格解体障碍患者之中。你是否发现自己不断关注着那些让你不适的症状，关注着自己无法投入感情的问题，不停地想自己要是这么生活下去将会多么可悲。慢性人格解体患者认为这些症状会永远伴随着他们。此外，对人格解体障碍的心理诱因的强迫性关注与疑病症（对严重疾病的强迫性监测）很相似。要是你与大部分人格解体障碍患者很像，你会在确定人格解体是否有神经或生理基础的问题上花费大量的时间。你可能已经进行了各种各样的健康问题的评估，其中可能有莱姆病（Lyme disease）、脑瘤、汞中毒、阿尔茨海默病（Alzheimer's disease）等其他大脑疾病。我们临床见到的所有人格解体障碍患者都接受了 PET、计算机断层扫描（CT）、磁共振成像（MRI）等类似的检查，力图从躯体疾病的角度来解释人格解体症状。人格解体障碍、强迫症和疑病症患者对健康问题的关注极为普遍。然而值得注意的是，人格解体障碍患者的强迫性关注在于寻求对不适感的解释，而不是对绝症的担忧。

人格解体障碍之所以被看作强迫症谱系的病症，是因为 3 个特点：无休止的强迫思维，症状之间相互促进加重，以及对这些症状的持续关注。换句话说，同时患有人格解体障碍和强迫症的患者会逐渐沉浸在对症状迹象的关注之中，继而持续关注这些症状本身；任何痛苦都会因对不适感的高度警觉而加重，从而加重症状和关于这些症状的强迫思维。简言之，这两种心理障碍会相互影响，最终形成恶性循环，并经常令人失控。比如人格解体症状的出现，可能是很突然的，你不再像从前一样有真实的感受，这其中可能也包括无法投入爱意之中。一旦意识到这种状态可能会永远持续下去，你可能会停下生活的脚步，只去观察内心感受，以求再次寻得爱意的感觉。在探寻的过程中，你可能会发现一些感觉转瞬即逝，探寻感觉的过程是如此困难。感觉的飘忽不定让你觉得像是失去了控制，意识到这一点对你来说可能太过痛苦，好像你都无法再相信自己的体验。很快，你会对失控感到恐惧，而任何可以按失控解读的内心感受都会发展为强迫症的困扰。你可能会把与人格解体障碍无关的感受也解释为人格解体障碍，从而让它从头脑中消失变得越来越困难。这一概念可以用图 4.1 来表示。

认知解离（cognitive defusion）是一种接纳取向的治疗策略，这种策略能够让你把思维仅仅看作大脑输出的内容，它不断地产生，永不停息。

在应对程度丝毫不减、带来苦恼或强迫性的思维时，采取一种不去相信自己思维内容的态度是行之有效的。第六章中介绍了这一策略。强迫思维的背后可能是对灾难性后果的担忧。比如你可能有这样的想法："人格解体障碍太可怕了，而我这辈子都不得不忍受它。"你所害怕的灾难性后果可能是孤独一生、与人疏远、完全"脑死亡"或在住进精神健康机构时毫无反应。你害怕将来某个时候，人格解体障碍会发展到你无法清楚描述自己的不适感，你成为家庭的负担，或者另一半离你而去的地步。众多恐惧将你困于慢性人格解体，而暴露在这些灾难性后果之中也许可以帮助你去面对人格解体障碍造成的恐惧。第八章将会详述暴露方法。

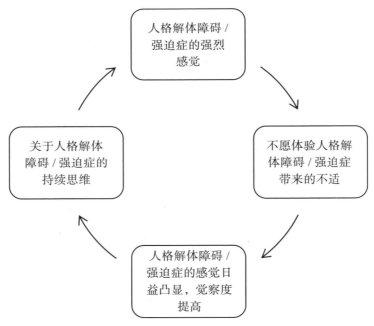

图 4.1 人格解体障碍与强迫症的症状之间相互促进加重关系图

边缘型人格障碍

边缘型人格障碍是一种慢性病，其症状包括人际关系冲突、情绪快速波动、易冲动、危险或冒险的行为倾向、长期的空虚感、非黑即白的思维（对事物的评价不是极好就是极坏）等。空虚感和对自我的陌生感在边缘型人格障碍及人格解体障碍患者身上都能够被发现。人格解体障碍患者表现为自我客体化（self-objectification）——感觉环境在快速变化，或者感到自身与环境之间的界限很不清晰，有时这两种情况会同时出现（Jacobs 和 Bovasso，1992），这让我们联想到边缘型人格障碍患者自我形象不稳定的这一特点。同时，情绪失调（难以做出与情感相匹配的行为）和情感反应不一致在两种心理障碍中都会出现。另外，童年期创伤（例如性虐待）也是人格解体障碍和边缘型人格障碍的发病诱因。

在边缘型人格障碍患者中，情绪失调经常表现为难以对强烈的情绪做出适宜的反应，如反复无常、敌意或惊恐。辩证行为疗法（Linehan，1993a）为处理情绪反应和容忍不适感提供了具体策略，其中的许多策略对人格解体症状的控制可能是有效的。第七章会介绍辩证行为疗法。

情感障碍

人格解体障碍经常会被误诊为抑郁症。原因很容易理解：人格解体障碍患者经常会说他们无法唤起对曾经喜爱的活动的兴趣。这很容易被误解为快感缺乏，即对之前喜欢的活动丧失兴趣，这与抑郁症的症状相同。与此同时，患有人格解体障碍和抑郁症的人都很难集中精神。然而，抑郁症造成的注意力不集中更倾向于对痛苦的过度关注，而人格解体障碍造成的注意力不集中更多是与感知障碍和信息整合困难有关。可以说，人格解体障碍患者往往在一次性处理大量信息的问题上有困难，即便是熟悉的环境也会造成信息量过度。你可能感觉无法理解所见事物，尽管在理性层面上你可以认出你的感官所捕捉到的事物。

抑郁症患者和人格解体障碍患者都声称自己有躯体症状（没有明确躯体疾病的身体不适）。如果你一直想着身体的感觉，躯体不适就更为严重；你可能沉浸在躯体症状中不能自拔，而且你越沉浸，你就越会关注负面体验。换句话说，人格解体障碍的特点就是患者对身体上的、情感上的、认知上的（思维上的）不适感的过度关注。对不适感的关注会加重不适感，我们再一次看到了这个恶性循环的讽刺意味和麻烦之处。

多数人格解体障碍患者也会符合情感障碍（比如心境恶劣、抑郁症或双相情感障碍）的诊断标准，这一点并不奇怪。所以，区分人格解体症状和抑郁症状有一定难度。人格解体障碍患者经常会出现抑郁症状，我们也可以说人格解体症状带来的痛苦导致了抑郁症。同样，抑郁症的症状也会加剧人格解体障碍的症状，因为过度的和长时间的痛苦有时会诱发人格解体症状。人格解体障碍患者经常说，他们脑海中反复出现的负面想法都是对自己的担忧，担心自己无法长期生活在令人衰弱的人格解体症状直接造成的不适感中。我们可以这样总结，抑郁会出现在人格解体之后，而不是颠倒过来。这一点在同时患有人格解体障碍和抑郁症的患者中得到了佐证：抑郁程度时强时弱，而人格解体症状始终保持不变。

总结

发作性人格解体可能对我们每个人都有意义，因为它让我们通过麻木和超然的镇定应对极端压力环境，但是一些人会因此发展成慢性人格解体，这些症状将会一年一年地延续下去。导致人格解体障碍的原因目前还不是全然明了，但是患者之所以会发病可能是因为经受了某些创伤或顽固性情感不适，也有因吸食毒品（比如大麻、氯胺酮等致幻剂）导致人格解体障碍发病的情况。

人格解体和其他分离性体验常见于许多心理障碍，比如惊恐障碍、创伤后应激障碍、边缘型人格障碍、强迫症和情感障碍等。情绪过载经常会诱发人格解体的反应，基于此，我们可以说患者经历的人格解体障碍是与心境障碍和焦虑障碍相关联的。

我们在本章中简要介绍了一些治疗策略。在接下来的章节中，我们会详细阐述这些方法，并教会你具体技巧以处理人格解体带来的不适感。第六章至第八章主要关注以接纳为导向的方法和行为主义方法。在继续阅读的过程中，请你完成书中提供的练习，因为只有真正体会这些治疗方法，而不只是简单地阅读，你才能从中获益。

第五章 | 接纳承诺疗法视角下的人格解体

接纳承诺疗法（acceptance and commitment therapy，ACT）是一种较为新颖的接纳疗法。每当我向患者介绍这种疗法时，总会遭到一些患者的抗拒，这还挺令人郁闷的。他们回绝的理由大致可以理解为，医生不仅不能了解他们的感受，还在要求他们接受自己的不适感。他们会说："你怎么可以让我们接纳这些折磨和不适感！你又不是我！让你像我一样过上一天试试。你也来试试能不能接受一整天都忧心忡忡、满是绝望！"很显然，这并不是我们要求患者去做的事。我们只是希望让患者意识到痛苦其实是人生的一部分。有时，与之进行抗争抑或寻求终结痛苦只能使痛苦一直延续下去，进而使之得到强化。如果你也患有人格解体障碍，我们建议你不要再去日复一日地与之抗争。相反，你应该试着去适应自己的生活。当然，说起来容易做起来难，但我们会告诉你该如何去做。

近来，接纳疗法在控制心理不适方面受到了高度重视。接纳策略与传统认知策略之间的主要区别在于它们处理不愉快的想法和感受的方式不同。心理治疗取向（psychotherapeutic approach）长期以来是指"健康的常态"，意思是当人们心理健康时，他们会呈现出快乐、平静、冷静的一种状态，并会积极地追求健康。与之相反，当人们心理出现问题时，他们会呈现出悲伤、焦虑与不适的症状。而在接纳疗法中，痛苦与不适感不仅被视为正常状态，是人生的一部分，并且它们还被当作个体以及物种生存的必要基础。它们实际上是针对所存在威胁的一种警告。情绪上的不适感并不是一种病态的表现。在人的一生中，不同时期会有不同程度的痛苦出现，不适感正是生活的一部分。接纳疗法的观点是人们过多地依赖情绪来指引行为，故而导致了不愉快的延续。

依赖情绪做出行为有时会使我们误入歧途，因此接纳疗法是在试图解除人们的这种状态。同时，你可能还会仅仅因为不喜欢而忽视一些对你有重要意义的事情。最终，你的情绪就可以很容易地控制你的行为。但当你认真看待这一问题时，你也许就能理解这正是心理功能失调行为的原因之一。打个比方，为什么患有人格解体障碍的患者不愿意去工作？也许是因为过度的不适或抑郁。当他们被赋予某些职责时，他们会感觉到某种认知层面上的朦胧感，或是担心当自己处于人格解体状态时，会和同事讲些什么不合时宜的话。值得我们注意的是，在这个例子中，不适、抑郁和紧张都是情绪的表现，人们通常会试图控制它们，以便指引自己的行为。接纳取向的疗法的目的是逐渐降低我们在做出人生重大抉择时对情绪的过度依赖。虽然情绪可能会提供一些有用的信息，但对我们而言，这些信息并不总能提供最佳选择。显而易见，在上面的例子中，投入工作也许会是这位患者的最佳选择，而屈从于情绪（待在家中，不去工作）只会使功能障碍更为严重。当然，我们承认有时情绪冲动是很难抗拒的。

这种依赖情绪进行抉择的情况不仅限于患有人格解体障碍的患者。所有人每天都会掉入同样的陷阱中。为了缓解孩子在公共场所发脾气的窘迫局面，母亲可能会选择给孩子买个玩具；为了避免与老板尴尬地讨论关于工作限制的问题，雇员可能会选择加班；孩子可能会因为题目太难，产生挫败感，而选择不写作业。在这些例子中，值得我们注意的是，窘迫、尴尬和挫败感同样属于情绪的表现，正是它们指引着人们的行为，使其偏离了正确的方向（并且往往是有益的方向）。

重点在于这样的过程本身并不是病态的（我们都会做这样的事，对人类来讲，这很显然是一种自然现象），但当你失去对它的控制，你会从此偏离正常的生活（例如，拒绝工作或社交活动，忽视个人责任，抑或是以上全部）。同时，依赖情绪指引行为会加重人格解体症状，因为人格解体症状会因过度的自我关注与反刍思维而加重。当你不与他人交往、不去工作、不去承担现实生活中的责任，例如去杂货店购物、去银行办理业务或是去摩托车店买东西等，你觉得你会做些什么？如果你像大多数人一样，你可能会坐在家中，考虑着自己的人格解体障碍，觉得什么事情都很糟糕，根本看不到未来。问题不在于这些情绪是不是合理的，而在于它们是否能给予你正确的引导，它们是否对你有所帮助。

简单来说，接纳疗法会告诉你要乐意经历不适，因为它实际上是丰富的人生中必然会出现的一个副本。你的这些经历都是合理的，人格解体的感觉也确实会带来强烈的不适感。在下一章中，我们所讨论的一些技巧将会帮助你评估你的行为，它们到底是应该归属于人格解体范畴，还是属于一种有价值、有目的的存在。我们将会探讨一些如何管理不愉快情绪的具体技巧。这样一来，即便情绪和人格解体的感觉还是会不断变化，但你可以始终处于一种积极的生活状态。

从接纳承诺疗法看人格解体

接纳承诺疗法（Hayes、Strosahl 和 Wilson，1999）是当下应用范围最广的接纳取向疗法。本书中探讨的许多观点、技巧与斯蒂芬·海斯、柯克·斯特罗萨尔和凯利·威尔逊倡导的接纳承诺疗法原则和进行的相关研究有直接关联。关于接纳承诺疗法的详细解释超出了本书的讨论范畴，感兴趣的读者可以参阅《跳出头脑，融入生活》（*Get Out of Your Mind and Into Your Life*）（Hayes 和 Smith，2005）。接下来，我们将会探讨接纳承诺疗法的原则性内容，以及它们是如何与人格解体体验产生联系的。

根据接纳承诺疗法的观点，心理功能失调由 6 个核心过程组成，这些过程构成整体取向，落脚于心理灵活性与心理僵化连续体中的某一点。心理灵活性指的是个体期望经历一系列的感觉、情绪与思考，同时也希望能参加不同的活动，所有这一切构成了个体丰富的人生经历。不适感作为重要人生经历的自然结果，遍布其间。举个例子，如果你希望体验在浪漫关系中的某种疏离感，你需要追求到一位伴侣并体验到其中的美好，但同时还要忍受在人际交往过程中产生的与人格解体相关的不适感。但是，避免类似不适感的唯一方法就是不去尝试：不去经历这样的事情，也就不会产生与之相关的不适感。但同时，你也就无从体验到其中的美好。如果你不想体验这种疏离的情感（就如人格解体障碍患者通常描述的那般），你就会开始对自己期望的体验种类进行限制。你也许会避免与他人产生浪漫关系，也会避免与潜在伙伴进行沟通。当人格解体症状好转后，你可能仍会这样持续一段时间。一直以来，你其实都在浪费着真正真实的东西：当下的时光与当前的机会。你为何会错过几年来一系列的潜在体验？其实就是因为你对不愉快感觉的抗拒。此外，建立已久的僵化模式是很难被改变的。所以即便人格解体症状已经全然消失，你也会发现自己仍旧习惯于一直以来僵化或回避型的生活方式，全身心投入生活变成了一种陌生的生活方式，这一过程本身就会导致不适感。

接纳承诺疗法的观点是，心理功能水平的评判标准并不在于你的感受有多好，而在于你对忍受各类体验的意愿，当然这些体验既包括愉快的，也包括不愉快的。基于我们的行为，我们也许更能够了解自己的心理活动。我们的情绪冲动也许会引导我们从事一些于己无利的行为（例如，因人格解体的感觉而拒绝进行社会交往）。提高心理灵活性的目的不在于完全摆脱情绪冲动，而在于调整它们对我们的影响程度，换句话说，我们应该使自身利益最大化，而不是依赖情绪行事，正如图 5.1 所示。在下文中，我们将会探讨导致僵化取向的 6 条具体特征。

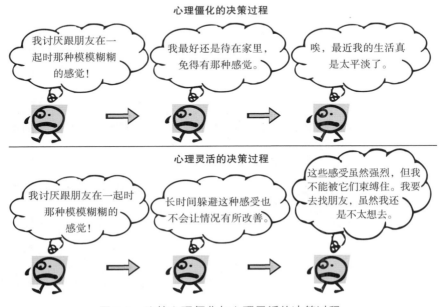

图 5.1 比较心理僵化与心理灵活的决策过程

认知融合

认知融合就是个体相信头脑提供给自己的信息。事实上，你所拥有的一切想法和感觉都是电化学反应和习得联想的一种映象，其以最纯粹的形式存在于神经层面。作为人类，我们不能以纯粹客观的态度观察事物，你所了解到与看到的都经过了大脑的过滤，你无法了解其他类型的现实。因此，从观察与理解层面来看，大脑所扮演的重要角色是很难被取代的。认知融合简单来说就是人脑认定其内容具有绝对真理性的自然趋势。你的大脑会让你相信它与你分享的内容都是百分之百准确的，无论是玻璃的颜色，还是分手后受到的打击。这一点在进化学中有很明确的依据：如果你不相信大脑所呈现给你的内容，在面临危险情况时，你可能不会有所反应。认知融合是一项重要的生存机制。但是当面临情绪问题时，它也会引我们步入歧途。当大脑告诉你，"我觉得毫无希望"，认知融合实际上是在暗示这样的内容："根本没有什么未来可言，如果我有这种感觉，事情肯定是很糟糕了。"换句话说，因为大脑这样想，那么这就一定是真实的，并且是很重要的。

即便你的想法在某些意义上来讲是正确的，但你因此而给予的关注也并非全然必要。很多人格解体障碍患者会在感知方面存在一系列症状，并且会伴有持续的不适感，这令他们甚是恐惧。这种不适感的真实性同任何事物的真实性是一样的，但由此引起的关注和反刍思维却往往是负面多于正面的。实际上，人格解体障碍患者之所以会反复思考自身的症状，很大程度上是因为他们在担心这会不会是其他一些更为严重的症状（痴呆、"失去理智"、完全失控等）的征兆。因此，认知融合在此起到了一定的作用：大脑不断被人格解体的异常感知所惊扰，并认定这些感知是极为重要的，需要马上予以重视。进而，因为你认定了人格解体的这些感觉的重要性，并认为需要给予响应与关注，所以在面对因人格解体障碍而产生的各样感觉和想法时，你便很容易放下一切事情以致完全"瘫痪"。最终，原有的生活质量就这样没有了。

这还不是最糟糕的。当你出现不适感的时候，你很可能会做出一些无益的行为，譬如回避或是好斗。再来回忆下前面提到的例子：为了避免体验因人格解体而产生的"朦胧感"，一个人不希望参与社会交往。在情绪的引导下，我们会拒绝做出一切会产生不适感的行为。因此，不难发现为什么这样的现象会导致患者的痛苦在很长一段时间中不断加重。

从信念中辨识真正的"自我"

你可能会发现对自己的认知往往是依据自己的想法（比如"我有强迫症"）、感觉（比如"我很抑郁"）、给自己贴的标签（比如"我患有人格解体障碍"）以及评价（比如"我是个好人"）。值得注意的是，所有这些看法中都免不了一个属性动词。实质上，这样一种现象锁定了你的角色：如果你患有人格解体障碍，你就无法感知或做出与这一标签相反的事情。一方面，你很难想象在你和你的大脑活动之间存在着一定的差异，毕竟你对事物的评价、理解和感觉与你体验周围世界的方式是密不可分的。另一方面，如果你很容易被改变，你又如何能够成为自己想法和感觉中的那样呢？想想看：在去年的这会儿，你正在和不同的问题及利害关系斗争着；昨晚，你的情绪很可能有些许不同；久而久之，你有时会笑，有时会大哭，有时会考虑下购物清单，有时又会思考人生的意义。如果你的思绪处于不断变化之中，并且很容易因受到各种事物和事情的影响而改变（例如失望、睡一个好觉、天气、运动等），是否可以说那个真实的你实际上潜藏于这些表层认知活动之下。这个真实的你表现出的其实是你更为稳定、平衡的一面。

如果你是依照自身想法定义自己的，你就会倾向于让那些想法和标签指引你的决定，而你也可能更喜欢根据情绪冲动来行事。毕竟如果你患有人格解体障碍，那么尝试不同的行为又有何意义？换句话说，如果完全依照人格解体状态下的感觉定义自己，你很难能够通过其他视角理解自己。根据《精神疾病诊断与统计手册》的诊断标准，人格解体障碍患者在社会或是工作追求方面（抑或包含两者）的功能是有所损失的，或是其他一些重要生活领域的功能有所损害。因此，如果你患有人格解体障碍，你不得不承认你的某些功能是有所损害的，这种想法可能不会激励你做一些困难的活动。这个推论同样适用于你给自己贴上的那些标签。当你了解到自己是谁和什么限制着自己时，你很难表现出心理灵活性，并去尝试一些新的行为。当你在这些想法和标签中越陷越深时，你所受到来自它们的限制就会越来越多。它们会将你限定在某种角色和某些行为习惯中，最终可能会导致心理僵化和沉闷僵化的日常行为。

反刍思维与担忧

反刍思维与担忧让我们脱离当下的生活。患有人格解体障碍（或者任何心理困扰）的人们常常会幻想一些与当下没有必要关联的事情。我们之前提到过，反刍本用于形容牛的消化过程，在此过程中，食物会被反送回牛的嘴中再次进行咀嚼。这个词语同样也用于描述一种思考习惯，即把想法、担忧和对失败的焦虑不间断地带回到意识中进行思考。如果你仅仅是时刻意识到人格解体所带来的不适感，那么情况还不是很糟糕，但是你可能会受到以下困扰：这种感觉意味着什么，哪里出了问题，医生遗漏了什么，自己是否会好转，怎样才能让病情好转，什么样的治疗方法有效果，等等。

如果这些想法能缓解情绪，那么它们就是无害的，然而真实情况是，这些想法往往会使事情变糟。回想一下你最近经常思考的 5 件事情，将它们写下来，并在旁边写出这种反刍思维给你带来的帮助。它们是否有助于你解决问题，或者有助于你完成一些积极有益的事情？这种思维是否带给你回报或者解决方案？你是否获得了一些过去没有过的领悟？不停地思索自己的处境是否让你感觉更好？如果你像大多数患有人格解体障碍的人一样，那么上述问题的答案可能是否定的。如果你一直都受人格解体障碍的困扰，并且一直使用反刍思维的方法来缓解自己的情绪，那么现在，你回想一下，这些方法是否有效？就像我们所提到的，反刍思维不是你想停止就能停止的，大脑很难听取你的指令。在继续讨论的同时，我们会介绍几种方法，让你摆脱对痛苦的不间断思索，把注意力从过去带到当下。

经验性回避

经验性回避是指，你为了避免或者逃避不愉快的内在体验的所作所为。不愉快的内在体验是指给你带来极度不适的情感、想法或感觉。如果你害怕公众演说，拒绝面对人群讲话，那么可以说你是在回避那个场景，也可以说你是在回避公众演说可能会给你带来的感受（例如，焦虑，对听众负面评价的担忧，等等）。经验性回避可以是公然地拒绝出门，也可以是巧妙地把自己的注意力从不愉快的事情中转移出来。用酒精进行自我麻痹很好地佐证了下面的事实：经验性回避可能最终适得其反。虽然经验性回避最初会使你从不安中解脱，但是长远来看，其最好的结果也只是让病症晚一点被发现，最坏则会使人沉溺其中并产生依赖。经验性回避还可能导致永久性心理功能障碍。

一些人格解体障碍患者向我们讲述了他们许多不愉快的内在体验，这包括头脑不清晰、难以表达自我感受、感觉障碍（例如，麻木感，不信任自己的感觉，等等）。经验性回避会不可避免地导致行动的僵化和束缚，这最终可能会妨碍你达到自己的目标。有一些情形会引发你的人格解体，如果你回避了它们，那么同时你可能也回避了一些重要的问题，你可能就无法按照自己的"价值"生活，并会持续遭受困扰。例如，如果你不能集中精力工作，你可能会逃避工作责任，显然，你最终会为此付出代价。

此外，人格解体本身可能也是经验性回避的一种形式，你在面临极端情绪时会感到麻木，否则会被这种情绪吞噬。正如我们在第一章讨论的那样，在一些经历中，你受到刺激，这时你的大脑会利用人格解体使你远离极端情绪。不妨这样讲，这是一种生存机制，但是这种机制给一部分人造成了心理障碍。

我们将在下面几章中做更具体的讨论。采用一种乐意体验不适感的态度可能是打破这种恶性循环的唯一办法。由于你患有人格解体障碍，而且你的感知体验不会因为你的意愿而改变，那么乐意体验这种感受并积极参加一些符合你"价值"的活动，会让你的生活变得更丰富、更圆满。而经验性回避只会加重负罪感、麻木感，会让你意识到自己错失了许多机遇。为了消除人格解体的负面影响，我们开始规划制订一些实用型策略，我们将介绍一系列活动，帮助你提高体验各种情感（包括愉快的和不愉快的）的意愿。这些方法可以帮助你抗击人格解体体验所带来的经验性回避。

缺乏清晰的"价值"

根据接纳承诺疗法，"价值（value）"是指一个人所选择的生活方向（Hayes 和 Smith，2005）。"价值"可被选择，因为"价值"是经过意识层面的深思熟虑并通过你的行为表现出来的，它是你生活的方向，因为它可以引导你的行为举止。接纳承诺疗法经常把澄清"价值"称为"在指南针上设置目标点"，意思是你可以通过设定你的核心"价值"来确定方向，然后追求某个目标，并见证前进道路上的每一个里程碑。如果你能按照自己的"价值"生活，那么你就可以实现许多目标。另外，你要区分"价值"与目标，因为你不可能在某个目标中完全实现"价值"。"价值"可以指导你的行为，但是它不能让你到达最终的目的地，而目标才能指引你到达最终目的地。比如和他人维系亲密关系对你而言是一件有价值的事情，然而你永远无法说："我们的关系已经很亲密了，我不用再担心了。"你不能完全置身事外，关爱你的伴侣是一件一直要做的事情，所以实现价值也是永无止境的。"价值"为我们的生活规划了蓝图。举另一个例子，如果拥有一个良好的职业生涯是你的一项"价值"，那么你会竭尽所能去做好职业生涯规划，要取得事业成功，你会鼓励新人，向有经验的人学习，等等。你的目标可能是找到一份能让你成功的工作。我们所举的第一个例子是受"价值"驱动的，其过程是无止境的；而第二个例子则是最终的目标（获得那份工作）。

如果你对什么是重要的事情没有清晰的认识，那么你就会容易遭遇一些困难。不适感和对内在体验的过度关注往往会主宰人格解体障碍患者的生活，他们缺少清晰的"价值"。如果你的情况也是如此，那么你就很难看到生活的价值了。这本身并不让人感觉可怕，然而，若有人经历了人格解体，那么他就容易受人格解体所带来的思想、感觉以及动机的困扰，就会失去对真正有意义之物的关注。我们在第六章会具体探讨。

行为方式狭窄

承诺行动（在第六章中还会详细介绍）是一种自发的行动，它反映了你脑海中真正重要的事情。如果维系亲密关系是其所认为的价值所在，那么基于此价值的承诺行动就是，为你的伴侣制订特别活动。如果实现职业规划是你的价值所在，那么你的承诺行动可能是回到学校深造。

当然，承诺行动的反面就是行为方式狭窄（narrow behavioural repertoire）。一个行为方式狭窄的人不允许自己的"价值"支配自己的行为。如果创新是你的价值所在，但是你不参加任何创新活动，你就可能表现出了行为方式狭窄的特点。当被问及没能参加重要的活动的原因时，人格解体障碍患者通常都会找各种理由，因为一些特定的场景会给他们带来不愉快的情绪和感知体验。然而，如果这些令你不安的因素引导了你的行为，那么你愿意体验的行为范围就会变窄，这不可避免地会引发行为受阻。

接纳承诺疗法的隐喻：公交车上的乘客

下面几段文字是接纳承诺疗法的一个经典隐喻，它表达了人们在忍受不愉快的情绪体验时的挣扎，以及由情绪支配的决策制订对心理灵活性的影响（Hayes、Strosahl 和 Wilson，1999）。阅读时，请考虑以下几个问题："我是为了自己而活着吗，或者我是为了人格解体和心理不适而活着？到底是谁掌控着方向盘——是我，还是人格解体？"

假设你是一名公交车司机，你的车上坐满了乘客，每一位乘客代表某一种你所体验到的不适感。比如某一位乘客可能代表你无法深入自己的情感体验，或难以集中注意力，或缺乏与现实的联系感，等等。每一位乘客都长得高大凶狠，他们走到车厢前部向你大喊，但是他们不会越过黄线（他们无法控制方向盘）。

现在设想乘客只允许你向左转弯。左转弯代表你在人格解体驱使下所做的或不去做的事情（例如，避免与他人交流，逃避工作职责，逃避混乱或不可预测的情景）。如果你只向左转弯，乘客们就会安坐，并保持安静。但是如果你决定向右转弯，乘客们就会站起来，向你大喊，让你遵从他们的想法（例如，通过你头脑的朦胧感、情感或躯体的麻木感等来控制你）。所以，为了取悦乘客，你小心谨慎，只向左转。这种解决方法在一段时间内平息了乘客的情绪，但是很快，你发现，由于你只向左转，你一直在绕圈。人格解体限制了你的活动范围，这是因为人格解体几乎容忍不了强烈的情感。

现在设想一下，你厌倦了原地绕圈的生活，你要向右转。乘客们冲你大喊，做出下流的手势，甚至威胁你，这让你感到沮丧。但是最终，你握紧了方向盘，只要你能忍受住他们的嘲弄，就能将车开往任何你想去的地方。你可以根据自己是什么样的人、想成为什么样的人，自由决定自己的行为。简言之，这就是我们之前所讨论过的心理灵活性。心理灵活性是指当你追求自己所需时，用开放的态度接纳一系列的情感。

正如这个隐喻所说，接纳是你生活的帮手。你经受了极度的痛苦，而很难心甘情愿地接受它。但是，与此同时，等待事情好转或者试图操控事情好转会使你陷入痛苦和等待。人格解体类似于打击与恐吓，虽然你感到极度不舒服，但是最终它还会屈从于你的抉择。

总结

本章以接纳承诺疗法为视角，探究了人格解体。我们描述了加剧人们不适感的 6 种核心的功能障碍过程。

• 认知融合。

- 从信念中辨识真正的"自我"。

- 反刍思维与担忧。

- 经验性回避。

- 缺乏清晰的"价值"。

- 行为方式狭窄。

这几种因素的交互作用导致了心理僵化，整体表现形式就是回避不愉快的感觉，进而逃避生活中的重要领域。我们最重视的生活领域往往也是最容易受限的领域。因此，人格解体让患者的心理僵化成为常态，它不仅仅限制了不适感，也同时限制了患者丰富的、多样化的体验。在继续讨论的同时，我们会分析几种方法，帮助你即便在人格解体的感觉依然存在的情况下，也不要忽视有价值的生活领域。在第六章中，我们会探究功能障碍过程的对应面，帮助你培养出乐于接受人格解体的意愿。

第六章 | 接纳承诺疗法的应用

我们已经为你提供了接纳承诺疗法的一些相关工具，现在我们就教你如何使用它们。一旦你开始接触接纳承诺疗法，你就会开启一个更加有意义的生活。根据接纳承诺疗法的观点，心理僵化会阻止你的进步，所以增加心理灵活性会让你的生命更具机动性，让你可以更多、更好地参与生命中真正对你有意义的事情。根据接纳承诺疗法的内涵，你可以从第五章讨论过的 6 种核心的功能障碍过程出发来寻求治疗方法。每一种功能障碍过程都对应一种你可以着手培养的功能，例如，经验性回避对应着乐意体验不适感（体验任何可能引发内在不适的情况，包括人格解体、焦虑、消极社会评价、冷水澡、过度劳累后肌肉的灼烧感、至亲的离世）。如果你愿意体会一种你过去或者平常情况下不愿意体会的感觉，那么你可以在行为上与它们进行接触。打个比方，如果你和一个人交往，而这个人会让你有人格解体的感觉，可是你还愿意继续与他交往，那么你一直竭力躲避的人格解体就成为你不得不面对的事物。我们接下来将介绍每种功能障碍过程对应的每一个过程，并提出切实可行的解决方案，以形成功能主义的方法。

功能主义方法：做有用的事，而非感觉良好的事

生活中充满了各式各样的体验，从不适到创伤，从有趣到愉悦，不一而足。有些时候，你不满足于现状，认为某些方面不尽如人意，所以你做出改变，以便在生活的道路上继续前行。但是我们需要指出，尽管这很符合你自己所谓的是非观，觉得有不对的地方就需要改正，但是有时候这并不是解决问题的最好方式。举例来说，一个患有人格解体障碍的丈夫希望自己可以重拾对妻子的感觉，这样他就可以再次将她拥入怀中，再次体会伴随拥抱而涌现的亲密感。尝试拥抱他的妻子却感受不到亲密，这于情于理都说不通，就好像他对妻子的爱是谎言一般。他担心拥抱他的妻子会让他的人格解体症状更加严重（通常当人格解体障碍患者从事一些激发情感的活动时，麻木感会变得更加严重）。然而，尽管他麻木无感，我们依然认为拥抱他的妻子对他而言是十分有利的：因为他的妻子会觉得他在接纳她，她会通过行为来确定这一感觉，并且用她的柔情软化丈夫麻木的内心。结果就是，丈夫会觉得他的呼唤得到了回应，因为他们有了共同的经历。他的人格解体症状会因此得到缓解，他会重新体会到爱的感觉。就算他的病情没有丝毫好转，他的妻子也会对他的付出和努力感到欣慰，她也会更加努力，尽她所能帮助她的丈夫。正是这种对情感需求的满足能够让夫妻两人共渡难关，也可以挽救一个濒临破裂的婚姻。

上述这个例子基本包含了心理灵活性的所有重要方面。丈夫虽然患有人格解体障碍，时不时伴随有麻木感，可是他依然珍视他与他妻子的感情并通过实际行动与麻木感进行抗争。尽管在此过程中，他会体会到

更多的不适感，可他勇于接受，勇于面对，最终他表达了对他妻子的爱，展现了坚定的和符合自我价值的行为。在本章中，我们讨论了这些方面和接纳承诺疗法的其他技能。接下来讨论的策略，旨在让你采取一种接纳的态度。当你遵从自我价值去生活时，你能够学会接纳生活中产生的不适感。

认知解离：应对不愉快的思维、感受和感觉

正如我们在第五章谈到的，因为我们的大脑通常对周遭环境极其敏感，环境的信息可以帮助我们察觉威胁，因此很难想象大脑会欺骗我们。对于大脑中产生的思维，我们的第一反应往往是："我该怎么做才能搞定或者改善这一情况？"对深陷于人格解体状态不能自拔的人而言，这种解决问题的心态有时候也会造成问题，因为他们的想法往往是绝望的，感觉往往是痛苦的。

如果你回顾第五章，你会发现所谓的认知解离就是指你与你自身的思维过程保持一定距离。就算你的思维能够"反映"危险，但是归根到底，其只不过是头脑中一瞬间产生的想法，如果我们总是被无益的想法牵着鼻子走，往往造成的结果就是病情的加重。例如，你可以想象一头熊撕咬你的大腿，也许你在想象这场景时会感到恶心，因为你的大脑可以把想法当作真的一样。你可以体验到一头熊真的在啃咬你腿部的类似感觉。所以即便没有熊，也不存在危险，你的思维也能够"代替"现实。这种技能是人类所独有的，虽然这有益于我们的抽象思维和创造力，但涉及能够引发情感的思维时，这却会给我们带来巨大的伤害。就像被熊

撕咬的想象会导致恶心感一样，对"自己毫无价值"这一思维的认可也会导致悲观沮丧。因此，观察自己的思维如何发展，而不是毫无保留地听取大脑所诉说的一切内容，就好像思维反映了唯一现实，可能对你有所帮助。

接纳承诺疗法区分了观察你的思维（认知解离）和从你的思维中观察（认知融合）。当我们与思维融为一体时，我们就看不到思维与现实之间的区别，思维就会肆意做出判断、评价和解释，然后我们会全盘接受。换句话说，如果你有一个想法并相信它反映了现实，那么你就不可能不按照这一想法行事。然而，如果你有一个想法并把它只看作一个想法（只是头脑中产生的东西），你就会有更高的心理灵活性，你不必非要按照这一想法行事。认知解离的目的就在于此，即我们要给自己留出一点空间，以便能够认识并体验到，思维仅仅是思维罢了，并不一定会对外部环境或我们的行动产生任何影响。认知解离不是自然而然形成的，你需要努力练习。当你做下面的练习时，你的大脑（它希望你毫无保留地相信它所说的一切）就会清楚地认识到这一点。

也许对你来说，远离那些困扰的思维和不真实感有些困难，因为情绪上的不适主要源于感知上的障碍。我们在之前章节中提到的人格解体障碍患者约翰曾这样描述："如果你过去从来没体验过抑郁，那么忽然有人把你扔进沙漠中一个很深的洞里，你一定会抑郁。"通常来讲，你患上人格解体障碍时体验到的沮丧情绪，与极端的、长期的感知上的不适有部分关系，但不总是与消极思维有关。我们提到的认知解离可以用来治疗这些感知障碍的副产物：消极思维。打个比方，如果你曾长期体验人格解体，你可能会花很多时间考虑你的体验是如何不舒服，你的未来是如何不明朗，还有若你一直这样的话你的人生会多么糟糕，你也可能会纠结于你的疾病，害怕自己的大脑可能受到了损伤，思索着有什么治疗方法，或者从宏观角度思考自己生命的意义。我们介绍的观察思维和认知解离的技术也许能帮助你远离困扰你的、无休止的不适感。

冥想：溪流中的树叶

这是一个经典的接纳承诺疗法的练习，旨在给你的感觉提供"认知呼吸空间"，尽可能让你专注于思维的体验，而不是受困于思维的内容（Hayes、Strosahl 和 Wilson，1999）。这个练习旨在即时关注每个想法。就像接纳承诺疗法的创立者凯利·威尔逊和特洛伊·杜弗雷因（2008）提到的，你只需要观看自己思维的表演。你的大脑会评论、反思并试图解决问题。你唯一需要做的就是观察你的思维过程如何发展。本练习的目的在于帮助你从深陷于自己的思维转变成做一个思维的观察者。当你发现自己不再专注于练习，而是在追踪一连串的思维时，你就会知道这种转变已经发生了。虽然成为思维的观察者解释起来相对简单，但你很快就会发现，要维持这种状态几乎难以做到。

想象你现在站在一条溪流边，俯视着水流从一头流向另一头。想象这样的场景 1 分钟，感受水流的韵律和节奏，想象水中的落叶顺流而下，树叶一片接着一片进入你的视野，离开你的视野……现在想象每一片流动的树叶都承载着你的想法，让你头脑中每一个闪过的想法都投射到树叶上，随着溪水流走。当每一片承载着想法的树叶从你视野的一端流向另一端的时候，你不要有任何留恋，就让它随水流走，为下一片即将漂来的树叶腾出空间。

你的任务就是观察树叶随溪水流动，不要让它停住，也不要跳入溪水中随着水流顺流而下，就让水一直流，就让思维一直流动，这虽然很难做到，但是我们必须承认，这是这个练习的关键所在。在某些时候，你会觉得水流停止了或者消失了，感觉到自己失去了本次练习的意义，又或者你随着树叶顺流而下了，而不是站在河岸上俯视树叶和溪水的流动，如果这种情况发生了，那么你需要振作精神看看你是否能够在自己漂走之前抓住或者感觉到先前的想法。然后继续想象树叶承载着你的想法，直到水流再次消失，而后一直持续这个循环。你的主要目的是注意水流什么时候停下，看看你是否能够在它停下之前捕捉到你的想法。那些将你从思维的正轨上拉出的想法，越是与反刍思维、强迫思维和令你困扰的事物关系密切，越是对问题的解决有至关重要的影响。

超越自我感觉（或者说"自我的观察者"）

在完成了之前的练习后，你也许会问，做一个思维的观察者和沉浸于思维的区别到底在什么地方。当你观察自己的思维时，你就进入了"自我的观察者"模式。这是你人生中本就存在的一面。在与周遭环境互动的过程中，你总会有各种想法、感受和体验，有时候你也会意识到自己在观察，"自己"的某一部分在关注着一切。你可以在之前的练习中实践这个过程，但它其实本就伴随着你的一生。看看你现在是否能认识到自己的这一面。关注一下在现在这一时刻，你正在做什么，你现在身处何地，看看你能否轻易注意到这种关注。下面的冥想练习是为了让你了解，我们倾向于观察的大多数东西都是稍纵即逝的，包括那些我们自认为定义了"自我"的，例如标签、评价以及情绪等。这个练习能让你认识到，你可以拥有一种超越这些"定义自我之物"的体验。例如，如果你看到一把椅子，这是一种观察，由你的思维完成；同样，你也可以在你的意识中观察情绪。尽管这种情绪依附人体产生，但仍可用思维去观察，就像你能看到的椅子一样，它不是"你"。请阅读下面的冥想练习，尝试记住其中的指导语，然后以此为标准尝试着将"自己"与"自己所观察之物"做出区分。

冥想：做一个自我的观察者

下文是一项基于接纳承诺疗法的冥想练习：改变行为的体验式方法（Hayes、Strosahl 和 Wilson，1999）。

　　将你的注意力集中于你的周遭环境，也许你正手捧着一本书安静地坐着。请环顾四周。你正在观察些什么？也许你的视野中有家具和窗户，或者你此时正在户外。注意你的周遭环境时要注意区分出你自己和你所看到的一切。尝试感受那条将你与这个世界区分开的线，凝神聚气地体会观察周围的感觉。

　　现在将你的注意力集中于你正在接触的东西：也许你可以感受手中的书本、坐着的椅子或者承载你的地板。注意区别出这些和你接触的事物与正在感受它们的"你"，保持这种状态1分钟。

接下来，将你的注意力集中于你的身体。我们现在开始关注那些独属于你个人的东西。你的身体是你的，但不是"你本身"。注意，你可以探寻那些从你身体不同地方传送来的信号。注意，是"你"在观察着你的身体。注意区分出你感受到的身体、看到的身体与正在观察身体的你。接下来的1分钟内，请专注于两种体验，即感受身体是怎样的一种感受，以及身体带给你的任何感觉。

将你的注意力集中于你的思维和感受，你为此付出了太多精力，它们可能在你与人格解体障碍的战斗中带给你许多痛苦。就像来自身体的信号一样，你的思维和感受也会告诉你一些重要的信息。注意，与你的身体一样，你的思维和感受并不是"你本身"。注意，你可以体验到你的思维和感受，并注意到那个正在实施"注意"这一行为的"你"。注意区分你所体验到的思维和感受与体验到这些思维和感受的"你"。

现在将注意力集中到你对自己的看法上，包括自己的身份、所拥有的特质、扮演的角色、认为自己是哪类人等。也许你对这种自我描述很感兴趣，你的结论可能是，你是一个诚实的人，或你是一个性格孤僻的人，或你是一个毫无用处的人。注意，在不同的时候你会进入不同的角色，有时候你是一个"学生"，有时候你是"父母的女儿"，有时候你是"为老板工作的员工"，而有时候你是一位"患者"。注意，每种情况都是不同的，唯一相同的一点就是这些都只不过是你头脑中思维的一瞬，想法也罢，情感也罢，自我概念也罢，浮想联翩的情景也罢，关键的一点就在于你能否区分你对自己的看法和"你本身"。

一定要认清"你"才是这些观察行为的发出者，"你"才是所有想法和感受的出发点和落脚点，"你"才是所有思虑的最终衡量标准，"你"也是你一生中唯一不变的东西。周遭的物体，你的身体，你的想法和感受，你所扮演的角色，你对自己的坚定看法……这一切都是过眼云烟，唯一恒久不变的是你的"自我"。与其说你所体验的内容（周围环境、思维、感受、感觉、看法等）是你的自我，不如说"你本身"才是生活的背景，是这些事物得以上演人生之戏的背景。

请注意，所有那些你在与之做斗争或者尝试改变的想法、情绪或感觉，都不是你本身。所以看看你是否能够做到些许释怀，是否能意识到是"你本身"经历这一切，你没必要完全投入到这些思维内容当中，或以此来衡量自己的生命。

正念：活在当下

正念的内涵在于你对当下正在体验的事物做到完全专注。如果你驾车去商店买东西，而你却完全不记得怎么过去的，那么这是一个轻度分离性体验的典型例子。大多数人往往会在心不在焉地做事或者失神发呆的时候体会到这种状况。这种分离性体验在慢性人格解体患者身上体现得尤为明显，因为能够专注于当下意识的功能正是此类患者所缺失的功能。就像埃米莉，那位我们在第一章提到的人格解体障碍患者，她曾经说当她看一处熟悉的风景时，她会觉得她好像是第一次看到。她说到她无法"进入"或者专注于这个情景，这一切让她感觉如此陌生，她的感知传递给她的意象是如此模糊和疏远。对于她这种情况，强迫她专注于一件事无疑会令她的病情雪上加霜。埃米莉的案例告诉我们，尽管正念练习常常被用作一种治疗手段，但对有些人来说确实很难实现。而且由于患者的思维通常非常消极，所以治疗过程也非常痛苦，并且在治疗过程中，患者会发现难以放下那些头脑中产生的混乱想法，因为不愉快的情绪一个接一个地向其袭来。

然而，正因为正念代表了治疗过程中的核心难点，所以培养正念能力是治疗的关键所在。正如第五章提到的，反刍思维和担忧有时候是有害的，因为你无法纠正过去犯的错误，而且除去做一些基本的规划，你对于未来可能会犯的错误也无法提前改正。所以当我们花大把的时间沉溺于思索的时候，我们恰恰忽略了最重要的一点——当下。培养正念能力可以帮助你用一种乐意面对的心态对待不愉快的感受，能够让你直接体会感觉本身（而不是经过你大脑加工、诠释过的感觉），同时使你将注意力（和认知评判）转回到你的感觉体验上。我们会在之后的第七章中为大家具体介绍正念策略，以帮助你应对人格解体障碍，并且我们会介绍一种接纳取向的疗法——辩证行为疗法（Linehan，1993a）。

接纳与意愿

硬着头皮去面对生活中的烦恼忧愁并不适合所有人，人们往往会有一些共同的感受，就是"我应该学会变得麻木""我不应该再这样继续下去了""我想让这一切都滚开！"尽管这是事实，但请扪心自问，这些感受对你是否有帮助，你自己是否一直在拒绝向正确的方向前行。

当你开始变得愿意去体会一系列不同的体验的时候（即使你很麻木），那么你就可以体会到生活赋予你的无限可能性。苏珊（我们在第二章中介绍过的患者）曾经回忆了她在生活中每一个重要方面所经历过的孤独与回避。如果她一直深陷于人格解体障碍，那么再普通的生活对她来说也是不可承受之重。她的生活永远不可能是温馨和完美的，因为她总是将自己困在卧室中，这样做是为了避免人格解体障碍所带来的不适感，可是这样做对她有害无益。她满脑子想的都是如何逃避，她打算症状缓解后再去做事，因此她的生活中除了生存和缓解紧张再无他事。与人格解体障碍相伴随的不适感不是每个人都会体会到，但痛苦却是每个人都有的。什么是痛苦？痛苦就是当你置身其中、关心某些事情时必然会诞生的副产物（例如，当你从事一些对你而言有意义的事情时，你注定会体会到失望、自我意识以及被拒绝）。

许多人格解体障碍患者（或者存在心理困扰的人）都在试图找寻办法摆脱掉这些不愉快的感觉。但是感觉良好并不一定代表着心理健康，一个很明显的例子就是一味追求积极情绪可能反而会影响你的健康。比如吸毒的人，他们只在乎吸毒时带来的飘飘欲仙的快感，不接受任何不愉快的感觉，我们很容易就能看出吸毒对他们身心健康的巨大影响。这个例子也许极端，但是能帮助我们看清问题所在，事实上这个问题在每个人身上都有所体现。又比如说，当众演讲常常会成为令我们感到害怕的事情，在演讲之前，我们身体中每一个细胞都在催促我们尽快逃离这里（类似于"战斗或逃跑"的例子），这是因为我们大脑中存在一部分古老而且由情绪驱动的构造，但是我们完全可以通过客观思考克服这种本能和情绪化的反应。客观思考可以帮助你顺利完成演讲，尽管不适感难以避免。从本质上来讲，接纳的意义在于：尽管会体会到不适感，但是为了坚持那些对你有意义的事情，你仍然乐意去体验这种感觉。如果你患有人格解体障碍，那么参与一些重要的活动是有代价的。参加聚会的负面结果可能是带来更大的疏离感和迷失感，但是社交带来的好处就在于可以认识新的人，播种友谊的种子。这就是生活的副产物，没有永远完美的事情，只有当我们朝着生活中真正对我们有意义的事情进发的时候，我们才能获得真正的平静，而只有当我们忍受人格解体障碍带来的不适感时，我们才能真正做到这一点。

"价值"

如果你决定不被你的情绪所左右，你应该怎么做呢？你的个人"价值"可以引领你远离情绪波动，让你的情绪变得更容易被预见，更加稳定。你可以将"价值"想象成指南针上的指针。"价值"不是一个近在眼前的成就，而是你前进的方向，因为它对你有本质上的意义。认清你的"价值"可以帮助你侧重生活中更重要的方面。如果你仔细思考你的所想所为和你的"价值"，那么你可能会发现两者的不一致。例如，人格解体障碍会无限吸引你的注意力，会让你看无数医生，让你为筛查一些不明的神经系统疾病而做检查，无论从认知上还是行为上，似乎与病魔纠缠就是你生活的全部。可是你应该想到，生活中还有其他事情，你可能还有爱人、有孩子，也许你还有画画的热情，或者准备去度假，或者有收藏稀有唱片的爱好，这些活动同样充满意义。尽管人格解体障碍对你毫无意义，但拼命摆脱它会占用你太多的时间和精力。下面练习的目的在于向你展示一些符合你的自我价值，但可能被你忽视的生活领域。关注这些被忽视的领域有助于你做出更符合你的生活理念的选择，而不是被人格解体障碍左右。

练习：选择你的自我价值

这个练习旨在帮助你判定符合你的自我价值的生活领域，以及践行自我价值的成功程度。我们的目标是通过训练使你将自身的注意力、时间和精力都用在最合适的地方。这个练习对任何人都是有用的，因为我们每一个人都可以通过自我的反省和躬行实践来改善生活。

在"重要性"一栏中，对每一项有价值的生活领域给出你的评分，从 1 到 10（从最不重要到最重要）。在"成功程度"一栏中，也还是按照这个标准打分（1 代表非常不成功，10 代表非常成功）。这两个标准是彼此相关的，举例来说，如果你在"重要性"一栏中打的是 1 而在"成功程度"一栏中打的是 9，那么这就是你应该注意的领域。人格解体的感受会影响人际关系，也会对工作、学业、卫生和健康等造成影响。表6.1 会帮助你识别一些重要但可能被你忽视的生活领域。

表 6.1　有价值的生活领域评分表

有价值的生活领域	重要性（1~10）	成功程度（1~10）
父母		
婚姻或者其他亲密关系		
其他家庭关系		
友谊或者其他社交关系		
事业或者职业		
学业、培训或者个人发展		
公民的权利与义务		
娱乐或休闲活动		
心灵		
健康或躯体健康		
其他		

有价值的生活 + 接纳 = 承诺行动

一旦你认清了你自己的"价值"并且找到了生命中曾经被你忽略的生活领域，那么下一步你该怎么走呢？很简单，有了"价值"做指导，下一步就该"承诺行动"了。承诺行动意味着按照自我价值行事。在先前的例子中，只要那位患有人格解体障碍的丈夫重视与妻子的关系，那么无论他是否能感受到亲密，无论他有什么感觉（或没有感觉），他都可以遵从自我价值行事。就像第五章谈到的公交车上的乘客一样，你对自己的行为有最终控制权，即使有时你会被情绪左右。如果你遵循自我价值行事，其间可能伴有不愉快的感受，因为承诺行动带给你的长远回报并不总像短期的自我满足那般及时和诱人。回到前一个例子中，由于亲密关系会引发不愉快的感受，丈夫可能会越发孤立自己；但做出一些符合自我价值的行动，例如亲密行为有助于构筑美满的婚姻生活。因此，有必要采取一种接纳的态度面对那些可能伴随承诺行动一同出现的不愉快感。

总结

本章概括地讨论了接纳承诺疗法的中心思想，并强调了如何处理人格解体障碍。我们讨论了应当做真正对我们有意义的事情而不是让自己感觉良好的事情。我们建议拥抱生活并接纳自己的不适感，而非等待人格解体障碍自己消失。我们将接纳承诺疗法的 6 个功能主义过程总结如下。

- 认知解离是一种应对不适感的策略，关注思维和感受对我们行为的掌控和影响。

- 自我的观察者是指你观察自己的每一个思想、感觉、角色、兴趣和身体发展阶段的那一面。进入观察者模式有助于你保持对情感体验的短暂性和生命中事件的潮起潮落的关注。

- 正念就是对每一件你正在经历的事情都保持迅速、高度的觉察力。这是一项非常重要的能力，但对人格解体障碍患者而言是非常困难的，因为他们往往存在感知上的障碍。我们将在第七章中着重介绍正念策略。

- 接纳与意愿是逃避的相反面。意愿的含义就是愿意接纳并忍受那些在追求人生价值的过程中必然遭遇的情感上的痛苦。

- 明确你的"价值"可以让你的人生选择不只是建立在"感觉良好"的基础上。相比于思维和情绪，"价值"是相对稳定的，不容易被改变。它们代表了生活中的重要方面，代表了你的选择和生活前进的方向。

- 承诺行动的含义是按照自我价值去行事，用一种乐意接纳的态度去面对在此过程中可能会出现的不适感。

对不适感的接纳引出了对抗人格解体的行为主义策略，因为当你能够以一种愿意的态度（例如，进行暴露练习时不回避自己的情绪）完全投入活动中时，行为主义方法是最有效的。

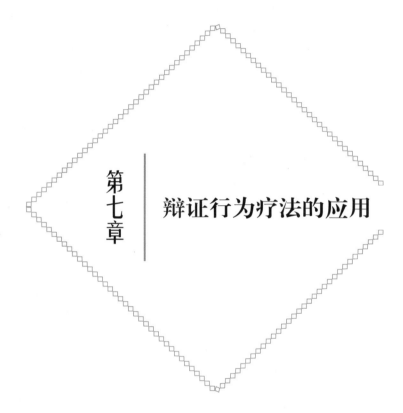

第七章　辩证行为疗法的应用

在本章中，我们将会讨论一种接纳取向的方法，叫作辩证行为疗法（Linehan，1993b）。辩证行为疗法最初被用来治疗边缘型人格障碍患者，该类患者通常情绪极度不稳定，性格鲁莽，易冲动，而且难以维持一段稳定的关系。许多患有边缘型人格障碍的人都说他们曾经体会到间歇性人格解体，这并不奇怪。因为情感上的极端不适可以诱发人格解体。同样，正如在第一章和第二章讨论过的，慢性人格解体本身会带来极大的不适感，并且可以导致情绪不稳定和意气用事，这两种倾向都是辩证行为疗法所要解决的问题。

辩证行为疗法强调要有意识地行动，接纳痛苦，对正在经历的事情保持正念觉察，并找出什么对你是最有利的。辩证行为疗法的很多技术对治疗人格解体是有效的，包括正念和痛苦耐受技术。在本章中，我们会简单地阐释辩证行为疗法的基本概念，而且我们会介绍一些在辩证行为疗法中用来应对人格解体的练习。但是考虑到本书不是专门用来阐释辩证行为疗法，如果你有兴趣进一步研究，可以参考《辩证行为疗法：掌握正念、改善人际效能、调节情绪和承受痛苦的技巧》（*The*

Dialectical Behavior Therapy Skills Workbook: Practical DBT Exercises for Learning Mindfulness, Interpersonal Effectiveness, Emotion Regulation, and Distress Tolerance）（New Harbinger，2007）（马修·麦凯、杰弗里·C.伍德和杰弗里·布兰特利所著）。

我们知道辩证行为疗法对治疗边缘型人格障碍患者有效，这些患者与人格解体障碍患者一样，会表现出麻木感、不真实感以及与他人建立联系的困难。因为麻木感和不真实感是人格解体障碍的主要症状，所以，辩证行为疗法同样有助于治疗人格解体障碍，可帮助你调节情绪、耐受痛苦。

辩证行为疗法

从哲学角度来讲，辩证就是正反观点的碰撞。辩证的目的在于通过合理的讨论解决分歧，从而追求真理。矛盾的产生预示着真理呼之欲出。我们迈出的每一步都是我们对前一步矛盾的反应，但这种说法有些花哨，简单而言，辩证推动着我们前进，是正反两方共同作用的结果。也许这些话听起来像是智力游戏，但对我们来说，正是智力和情感的相互作用，才使得我们能够以最健康的方式发展和生活（Linehan，1993b）。

在辩证过程中，两种截然相反的观点可以都是正确的。在哲学中，辩证主义运用逻辑思维，但是并不存在绝对的真理。换言之，两种截然不同的观点在基于不同的参考标准或者个人价值的情况下可以都是正确的，在政治领域或者其他有争议的领域都是如此。例如，你对堕胎或者税收的观点不仅基于你的逻辑思维，也与你的个人"价值"息息相关，我们总是在那些我们证明不了的领域存有分歧。

　　辩证行为疗法帮助人们培养对生活中辩证经验的认识，从而转变非黑即白的思维（Linehan，1993a）。培养辩证思维能帮助人们认识到黑与白不是完全对立的，黑中有白，白中亦有黑。当然，我们需要指出的是，这并不是要我们寻找事物的"灰色地带"，也并不是要在两个对立概念之间寻找妥协，而是寻求二者的融会贯通。你可以同时很傲慢但又缺乏自信，你也可以既麻木又痛苦，这可能是你所爱之人很难理解的一种辩证关系。逻辑思维并不能永远让你对情况做出正确的反应，情绪亦不能。只有当逻辑与情绪相互作用，达到平衡，才会达到令人满意的结果（Linehan，1993a）。接下来，我们会介绍一些辩证行为疗法的实例。

理性思维 vs. 感性思维

　　在一个平衡的生活中出现相互矛盾的情况是无法避免的。最明显的例子就是理性思维和感性思维的交互作用（Linehan，1993a）。理性思维者寻求事情的解决方案，致力寻找绝对的真理和普世经验；感性思维者拒绝按照规则行事，经常遵从感性冲动。你的感情冲动帮助你追逐刺激和激情，避免不适感，也许短期内会给你带来慰藉，但是从长期来看，一味感情用事将会带来毁灭性结果，例如，焦虑、不适，或者对人格解体体验的恐惧会让你逃离社会上的、工作上的特定责任。感到专注力受到损害会让你远离耗神的活动，担忧自己可能做出一些不合时宜的行为会让你回避交流，从某种意义上来说，当你因为人格解体障碍而逃避生活中的一些事时，就是感性思维在作祟。

理性思维和感性思维对一个人的心理健康都是至关重要的，这是我们同时具备二者的原因。如果你对任何事情都没有激情，那么当不好的事情到来的时候你也不会有所察觉，你不能保护你爱的人，面对不同的事情，你也不会懂得取舍，从本质上来说，你不再是你。如果你不具备理性思维，那么你将会是一个狂热的、完全受情绪摆布的人，只听从内心每一个冲动，完全不考虑后果。尽管这两种思维方式有时会互相冲突，但你必须在这种情况下找到一个让自己满意的解决方案，这样你的人生才会获得平衡。情况允许的话，理性思维和感性思维是可以和谐共存的，尽管二者从根本上来说是如此对立，所以它们需要达到一种彼此融通的状态，一种超越彼此对立的状态。在辩证行为疗法中，这种状态叫作"智慧心"（Linehan，1993b）。智慧心也将直觉性思维包括其中，可以让人们合理应对强烈的情绪体验。智慧心可以让你冷静地看待和体验事物，让你更具全局观。

当感性思维过度干预你的生活，而你不能处理好强烈的情绪时，你就已经进入情绪失调的状态了。在这样一种状态中，你不仅会感到悲伤，还会觉得自己一事无成，或感觉很受伤，或与他人疏远，似乎生命中一切都变得如此糟糕。

也许你在患上人格解体障碍之前就已经难以应对强烈情绪了（也就是情绪失调），也许人格解体障碍的出现是为了保护你不对强烈情绪做出过度反应，也许情绪失控让你越来越害怕，你对不适感的忍受能力日渐减弱，最终你将自己封闭起来、保护起来，从而变得麻木。然而，这种自我保护的措施并不十分有效，它会导致你再次体会焦虑或抑郁等极端情绪，但是这一次是由人格解体障碍导致的焦虑与抑郁，你再也无法忍受麻木感和脱节感，无法集中注意力，无法与他人建立联系，不知道症状何时能缓解。你对这些消极情绪先入为主的恐惧以及希望摆脱它们的意愿，让应对这些情绪变得愈加困难，也让你越来越不能接纳痛苦。你会发现你好像坐上了"情绪过山车"，一圈一圈地恶性循环着。

情绪失调会导致人们回避那些可能引发人格解体体验或不适感的情景，少数情况下，患有人格解体障碍的人有时为了"感受"到一些事情，会采取极端行为，比如用小刀切割皮肤或者别的自伤手段。但是必须指出，这显然不是摆脱人格解体障碍的方法。

培养智慧心可以让你的情绪得到调节，简言之，就是培养能够合理应对情绪的能力。在后续章节中，我们会详细讨论，在此不再赘述。对人格解体障碍患者来说，学会调节情绪尤其重要，因为极端的焦虑和抑郁能轻易对我们的情绪产生影响，让我们束缚在内在情绪状态中。辩证行为疗法有助于我们调节情绪状态。

接纳 vs. 改变

接纳与改变的辩证或相互作用（Linehan，1993a）也在我们的讨论范围之内。接纳意味着对待情感上的伤痛持一种平和的态度，而改变则意味着对情感上的伤痛采取"放下"的态度。接纳，需要你允许痛苦伴随左右。改变，则需要你通过改变自己的信念系统或忽略不适感来减轻痛苦。根据辩证行为疗法，你需要在这二者中寻求平衡。正如我们之前探讨过的，接纳就是乐意体验生活中的不适，同时按照自己的"价值"继续生活，而改变就是寻求可以减轻不适感的方法。

接纳与改变的冲突会引发情绪失调，也许你想知道为什么会这样。你可以思考一下：你觉得自己像个机器人或麻木不堪会令你感到焦虑，但一个人如何才能既愿意又不愿意体验这种麻木和焦虑感呢？所以在愿意和不愿意之外，你必须寻找第三种选择，这种选择也许可以将你的关注点从内心世界带到外部世界，你会发现这种选择既不会让你逃避也不会让你屈服。通过训练你的专注力，你会发现一种平衡，这能帮助你应对人格解体障碍所带来的不适感。

人格解体障碍的痛苦 vs. 感到麻木

我们可以从辩证平衡的角度审视人格解体障碍。许多患有人格解体障碍的人都说他们曾经体验过"麻木感"，但是实际情况并不是这样，或者说不完全是这样。麻木意味着冷漠。举例来说，当你去看牙医的时候，注射完麻醉剂之后你再也感受不到牙医在你的牙齿上做的任何切凿修补，这就是所谓的麻木感。情感平淡或者彻底的情感淡漠可能更应该被诊断为一种阴性症状或者其他导致现实检验能力损害的疾病，而不应被诊断为人格解体障碍。患有人格解体障碍的人通常很情绪化，但是缺乏识别、感知或解释情绪体验的能力，只是反复地意识到这种感受是多么不对劲，最终可能会出现恐慌或者悲观。麻木感只是人格解体障碍的其中一种症状，人格解体障碍还有许多其他主要的症状。归根结底，麻木感之所以令人困扰，只是因为人们对建立联系、思维清晰、取得工作或社交上的成功怀揣着强烈的热情（而不是对此漠不关心）。这一观点与第六章中我们曾经讨论过的"价值"和痛苦联系起来了（我们之所以会感受到痛苦和恐惧，正是因为这些事情对我们意义重大，且两种相反的情绪就像硬币的两面，任何一面我们都必须面对）。

正念

正念是辩证行为疗法的一项核心技巧（Linehan，1993a）。正念意味着活在当下，注重把握事物的本质而非表象。正念练习鼓励你专注于当下的体验、即刻的感觉以及正在发生的事情。这打破了以往无意识的、自动的反应习惯，转而要求你观察自己的所做和所感。人格解体障碍可能会引发你的焦虑，因为你可能感觉自己无法很好地感知自己的感觉。关于这些感觉到底是否属于自己这个问题，也许你会感到困惑。如果练习过程中出现了失望和不适感，不要害怕，你只需要认识到这种不愉快的情绪反应，就像认识到其他当下的情绪一样。关键一点就在于不加评判地观察，并且记住，正念并不是为了达到任何目的，只不过是让你认识到自己现在所处的环境和正在体验的事物，包括思维、感受、感觉、评价以及身体和心灵向你传达的信息（例如，痛苦以及你对痛苦的解读），还有由外界环境传达的信息（例如，灯泡发出的光线或者汽车发出的响声）。

练习：正念概述

尽管正念是一种冥想技术，但是任何时候你都能使用它。实际上，在日常生活中使用它很重要，尤其是在情绪波动的时候。在阅读本书的过程中，你可以练习这些技巧，下面我们将开始介绍正念。

（1）身体坐直，将体重沿着脊柱平均分配，感受来自身体的反馈并调整你的姿势。把书拿在手里，双手放在大腿上，舒适地坐着。

（2）感受坐着的椅子、床或者沙发。感受椅子与你身体接触的地方，专注于这种压力感1分钟。感受椅子是如何支撑你的体重、重力如何将你拉向大地、椅子又是如何托住你的。想象一下重力是多么不可抵挡，总是将我们拽向地面。这是一种你可以"进入"的，但是可能极少留意的感觉。注意你脚下的地面，以及身体接触到其他任何物体的感觉。

（3）现在将你的注意力转向内心世界。正如你可以感受到外界事物带给你的感觉，你也可以"探寻"身体传达给你的信息。注意呼吸的感觉：感受膈肌（位于肺下部）如何控制你的呼吸，感受它如何收缩使空气吸入肺部；感受空气的凉爽，感受它刺激你的喉部，并沿着气管而下。就这样体会呼吸的感觉。呼吸是生命的节奏，它将你与当下联系起来，我们通常不会留意自己是如何呼吸的，除非我们想要咳嗽或者感到窒息。

（4）现在看看你是否能够感受到心脏的跳动。当你真正处于安静的状态或者能够意识到自己身体内部运行状态的时候，你就能捕捉到心跳的感觉，甚至听到心跳的声音，你能鲜活地感受到自己是活着的。注意这种感觉，以及你的心跳对你来说意味着什么，哪怕只是片刻。通常，只有在心跳让你感到不安时你才会注意到它，比如焦虑或剧烈运动的时候。注意心跳是如何将你与当下联系起来的。

（5）感受呼吸的节奏（呼气和吸气），就像心脏时而收缩、时而舒张一样，你整个身体都按照这样的规律运行，包括你的思维、感受、感觉等，没有任何例外。高减低补，盈亏有数，是这个星球上生命运行的规律，缺少任何一环都会导致生命运动停滞不前。

尽管这些指导语刚开始看起来可能很幼稚，但你可以在你经历极端不适的时候使用这些方法帮助你保持状态稳定。从某种意义上来说，人格解体障碍就是一种个体无法"进入"当下意识的病症，所以正念训练可以让你在经历事情的同时一件一件地觉察到它们。正念训练亦可以帮助你接纳不适感，因为生活中没有什么是不可战胜的，只要你每次只专注于一件事情。觉察，是我们唯一的目标，我们并不奢望你能达到完全平和的状态，或者面对不时到来的人格解体体验抑或糟糕情绪时欣然接受。事实上，有时候你越是追求平静，平静反而越难以实现，正念的目的就是让你见证生活的发展轨迹。不过这种技巧并不容易获得，因为我们总是倾向于做出无意识的反应，并不习惯在行事过程中保持注意力与觉察。尽管无意识的反应可以让你简单迅速地做出回应，但它也会让你深陷于反刍思维不可自拔，让你的思维中充斥着人格解体障碍带来的不适感，还会令人格解体障碍变得更加严重，因为你总是在担忧这种不适感到底是怎么回事、意味着什么，无形当中就加重了病情，这无疑会对一种健康的生活方式造成干扰。

正念训练能够让你一次专注于一件事情，将你的体验过程细化成为单独的步骤。例如，你要进行大扫除，你一次性思考了需要做的所有事情，你会突然变得不知所措，因为有太多事情要去做了："我不仅仅得打扫房间，还得洗碗、给地毯除尘、整理床铺……"然而，如果你只专注于清扫卫生间，或者只清理水槽，然后做完一件事后再去做另外一件事，那你就会感到轻松很多。集中精力于一件事——正念的生活方式意味着以这种态度对待一切事物。这样你就感到生活轻松很多，因为你只需要活在当下，当下一刻来临时，再转而去体验那个时刻，由此接续。结果就是，你会渐渐习惯将注意力只集中于当下的事情，投入到当下生活的方方面面，对你的行为或者周围事物保持正念觉察，而不是沉浸在过去或未来中。

练习：正念

正念不仅仅是平静的、内向性的关注，实际上你可以在做任何事情时运用正念技术，不管是平凡的抑或有意义的事情。在做一些活动时，你可以一次只关注一种感觉。以下列举了部分活动，你可以在进行这些活动的同时练习正念。

- 刷牙。
- 倒垃圾。
- 与你的爱人拥抱。
- 开车去上班。
- 哭泣。
- 走路。
- 吃饭。

你可以在任何时候练习正念，比如当你正在喝一碗燕麦粥或者正处于失恋的时候。从理论的角度来说，正念练习没有任何时间或者地域限制。经常应用觉察力可以帮助你有效地体验此时此刻，而不是你任由自己受控于你自己的心理。有很多指南可以帮助你掌握这项技能，例如乔·卡巴金所著的《多舛的生命》（*Full Catastrophe Living*）（Delacorte Press，1990），对正念做了很好的介绍。在本书中我们所讨论的观点都是乔·卡巴金针对慢性病患者提出的。我们可以将这些概念完美地应用于人格解体障碍，因为人格解体障碍所带来的感知体验就和慢性病带来的不适感一样，令人痛苦、难以忍受且不合理。马克·爱泼斯坦所著的《成为碎片而非土崩瓦解》（*Going to Pieces Without Falling Apart*）（Broadway Books，1999），是另一本非常好的书，向我们介绍了如何运用正念及哲学应对痛苦，还向我们叙述如何运用正念觉察应对生活中的挑战，并且正确接纳在面对人生起伏时所产生的难以承受的感觉。

第八章将会介绍应对人格解体障碍的一些行为主义策略，同时你可以将正念技巧完美地运用到行为主义策略当中。当你练习第八章介绍的训练时，试着保持临场感。你的大脑很可能会试图分散你对自己感受的注意力，或者让你对自己的不适感做出过度复杂的反应，例如，你可能会想："这种感觉太不舒服了。为什么它会发生在我身上？我该何去何从？"试着将你的意识转向感受本身，而不是这种感受意味着什么或它对未来意味着什么。

痛苦耐受

培养正念技能有助于形成接纳现实的心态，这可以帮助你耐受痛苦（Linehan，1993a）。每个人的生命中都会经历苦难，尽管每个人的痛苦程度都不同。当你不幸患上人格解体障碍，生活会变得非常痛苦，而且大多数人都不知道你在经历什么、忍受什么，因为人格解体障碍没有很明显的外在表现，你甚至得不到很多同情和怜悯。也许你会感到很孤独、很无助，因为没有人能对你正在经历的痛苦感同身受。你很难向他人解释你所感受到的世界是什么样的，因为那是一种有别于大多数人的现实体验，因此不难理解你为何想摆脱现在的状态，尽管到目前为止这几乎是不可能的。我们希望你读完本书的时候，会开启一个更加健康、更有价值的生活。

我们并非一定要改变现实或者操纵现实。众所周知，生活并不是完美无缺的。你也许每日都受困于不适感、恐惧、抑郁或者不真实感，这并不是你的选择，你也没有选择其他令你受困的生活。然而，现实就是如此，那么你能做的就是做最好的自己。生命就像是打牌，机会和风险并存，正是因为如此，打牌和生活才有意义，一个只注重体验打牌感觉的好手才不会关心应该如何发牌。牌已经发好，接下来就要看你选择持有哪张牌或交换哪张牌，选择何时弃牌或何时加注。选择有很多种，你能做的就是调动你的判断力，做出合理决定，打好你手中的这副牌。也许你决定不了自己是否能拿到一副好牌，但你可以选择如何使用它们。要想打出一手好牌，就必须接受自己手中的牌。正念训练可以培养接纳能力，接纳你的生活现实可以让你接纳这场游戏中的痛苦和不确定性。如果我们把人格解体障碍比作生活中的一副坏牌，那么接受这一现实将使你在生活中做到最好，尽管人格解体障碍会给你带来许多挑战。我们知道这做起来要比说起来难得多，但每日的正念练习能够帮助你建立一个更具接纳性的心态，不管是面对人格解体障碍还是生活中的其他斗争。

关于培养痛苦耐受的几点建议

当你因为人格解体障碍或者其他形式的痛苦而受到打击或者恐惧万分时，改变你的情绪也许会有用。请注意，我们在这一节中讨论的是改变，而不是接纳策略，重点在于打破情绪循环从而催生出一个不一样的内心环境。接纳痛苦的技巧包括分散注意力、自我安抚以及专注于眼前之事（Linehan，1993a）。分散注意力正如字面意思，通过做一些事情以大大缓解消极情绪，从而减轻痛苦，减少意识到人格解体感受的次数。自我安抚的意思就是说去做那些可以让你平静下来的活动，或者将你的注意力转移到那些对你而言具有深刻意义或精神意义的事物上来。专注于眼前之事是指通过正念让自己平静下来，大体上来讲，就是将你的注意力从纷乱的内心世界中解放出来，转移到外界环境中。当你因为人格解体障碍或者其他因素而感到特别不适的时候，以下几种活动或许可以帮助你冷静下来。

- 看一部你喜欢的或者熟悉的电影。
- 长时间散步。
- 以冲刺的速度跑步，直到你精疲力竭。
- 从让你烦恼的事情中暂时抽身出来。
- 祈祷（如果你认为自己有宗教信仰或其他信仰）。
- 练习放松技巧。
- 做一些你能全神贯注并且享受的事情（比如和你的狗玩耍、针织、木工或者清洁）。
- 留意过去你通常忽视的东西，比如房间里的颜色和声音、街道上飞驰的汽车或者空调的声音。如果思维要将你拽回你纷乱的内心，不要怕，你只需要不断地将你的思维拉回到周围一切你可以观察的东西上。

情绪调节

辩证行为疗法通常被用来帮助那些有强烈情绪冲动的人，这种冲动可能具有很大的破坏性。当这些冲动情绪到来的时候，辩证行为疗法可以帮助你用富有成效的方法克服它们（Linehan，1993a）。正如我们之前讨论的，人格解体障碍可以导致情绪化反应，所以学会如何更好地应对这些反应显得很有必要。为了帮助你对抗这些冲动，你应该学会一些行之有效的情绪调节技巧。在对抗人格解体障碍相关行为（例如，回避那些可能唤起情绪体验的情境）的过程中，你也许会有极度不适的感受（Linehan，1993a）。辩证行为疗法包含许多情绪调节技巧，如果你感兴趣，可以自学全面介绍辩证行为疗法的书籍。本书的目的在于探讨治疗人格解体障碍的技巧与策略。

对抗人格解体障碍带来的冲动

对抗情绪上的冲动（Linehan，1993a）意味着你要做的事与情绪想让你做的事相反，我们将在第八章中进行更细致的探讨，该章将探讨应对人格解体障碍的行为主义策略。因此，下文只是一个简短的概述。

若一个人患有社交焦虑，那他越是从行为上逃避社会交往，这种病症就越严重。所以，为了对抗这种不愉快的情绪，你就必须身处引发这种情绪的情境当中。如果你可以感受到情绪冲动（例如，不参加聚会），却逆向而行（例如，尽管你不愿意去，还是去参加了），那这种情绪的强度就会随着时间慢慢减弱，而且如果你发现你的恐惧其实没有任何的理由，那么你的警觉反应就会慢慢平缓（例如，聚会也没有那么令人恐惧）。

思考一下人格解体障碍会驱使以及妨碍你做什么。也许你逃避一些人只是因为这些人让你感到麻木，也许你忽视一些耗费心神的活动是因为你感到困惑，或者你因为担心感受不到"真实的爱"而拒绝建立一段恋爱关系。逆向而行意味着，如果没有这些恐惧和其他不适的感受，你会如何行动。当然你也没必要走极端，采取最困难的反向行动，先做到力所能及之事即可。由于患有人格解体障碍，一些耗费心神的活动会让你非常不适，例如强迫自己完成报税这项任务将会极为困难。要分解这项困难且令人焦虑的任务，第一步就是把你的账单付清或者整理相关文书。我们会在第八章继续讨论这一概念。

通过命名内在体验来冲破迷雾

人格解体通常伴随一种脱节感，或者难以整合情绪、感觉和思维的体验。作为一名人格解体障碍患者，你会觉得自己好像脱离了自己的感受，这种感觉并不罕见。情绪和感觉上的模糊感会导致更多的不适。辩证行为疗法的心理治疗师经常说："如果你能为它命名，那你就能驯服它。"这一观念对人格解体障碍患者很有意义（McVey-Noble、Khemlani-Patel 和 Neziroglu，2006）。有关情绪体验的正念练习会帮助你更清楚地觉察到它们，并能更好地给它们贴标签。当你感到情绪特别不稳定，或对情绪体验感到困惑，或者两者兼而有之时，你可以做以下正念练习。

正念练习：为情绪体验贴标签

有许多种方法可以实现这个练习：你可以在你阅读过程中完成每一个指令；或者首先通读整段指导语，然后回忆每个步骤。

（1）找一个舒适的姿势，做一次深呼吸，当你吸入新鲜空气的时候，感受一下空气是如何进入肺部，然后膈肌逐渐下沉。

（2）短暂地将注意力依次集中到身体的每个部位，并关注身体的重量压向你坐着的家具的感觉。

（3）注意来自身体的任何感觉体验，一次关注一个部位。

（4）当情绪体验到来的时候，将注意力集中在这些体验上。通常来讲，人格解体障碍患者会担心自己被带入某种情绪氛围当中，进而丧失对情绪的控制。当每种感受到来时，尽可能说出它是什么，这会让你对每种感受的体验更加坚实。

（5）对于每一个突然出现的想法，试着明确这个想法背后的情绪。思考这种感受，并为它命名。

（6）在接下来的 5~10 分钟，继续严密观察自己的想法，并为伴随这些想法出现的感受命名。

也许你会想到约翰，在之前章节中我们提到的患者。约翰在治疗期间总是说他需要为自己的情绪画一张路线图，因为他有时候会觉得失控，似乎他已经失去了辨别情绪的能力。他经常用"情绪混乱"来形容自己。因此，在治疗期间，我们尝试把重点放在约翰认识到的内在和外在信息上，但是不去评价或尝试改变他的体验。我们让约翰完成了这项练习，并且要求他用言语表达他对指导语做出的反应。下面是一些节选。

约翰："我注意到我的思维试图将我拽回无尽的深渊，我的思维对'自我观察'很抗拒。

"这真的很奇怪，因为我可以感受到我的脚部的感觉。这真的很奇怪，没来由地去感受这种感觉。

"我感觉很朦胧。这很难，因为我觉得我在努力思考……但思考并不是目的……我感觉很朦胧。"

治疗师："接纳这种朦胧感，注意体会它所带来的感受。"

约翰："因为这种朦胧感，我感到很沮丧，我不知道该怎么办才好，我对人格解体障碍所造成的一切感到很难过。

"我不知道自己到底出了什么问题，每每想到这儿我就感觉很恐怖。这只是人格解体障碍吗，还是什么神经系统疾病？"

治疗师："这种感受背后的情绪是什么？"

约翰："是害怕、焦虑、惊恐。"

在冥想之后，我们讨论了害怕、焦虑、沮丧或者惊恐这些情绪冲动是否会引领约翰找到最适合他的治疗方向。我们希望确定是什么情绪在引导他的行为，这种行为是否与他的自我价值一致，如果不一致，可以采取什么替代措施。尽管以上所谈的只不过是对确定情绪并采取相应行动这一过程的浅显概括，但很好地说明了正念（对情绪体验的即刻觉察）如何培养了有意识的行动，而非被情绪左右的行动。

埃米莉也是这项练习的一名参与者，她事后描述出了下列体验。

"关注来自内心的信息有时会让人感觉难以承受，尤其当人格解体障碍加重的时候——我对一次只专注于一件事不太习惯。当我监控自己的体验时，常常不由自主地反复思索这些体验的含义。在练习过程中，将注意力转移到自己的感觉上，这种方法很有用，它让我有了踏实的感觉。给我的体验贴上标签，并在思绪开始游离的时候重新引导它，都能帮助我立足于当下的体验，即使这些体验有的时候并不令人愉快。"

人际效能

人际效能对每个人都至关重要，它是指在人际交往中使自己的需求与交往对象的需求取得平衡，你委婉地表达自己的需求，并采用自主性沟通的方法（Linehan，1993a）。如果你正在经历人格解体障碍，你可能会遇到人际交往问题，因为麻木的情感体验正在对你与朋友之间或者家庭成员之间的关系造成困扰。约翰很害怕麻木感会导致他对人际交往产生怀疑，其直接结果就是自我孤立。约翰的想法正是我们要讨论的问题，即人格解体障碍对人际交往的影响。

> 约翰："最重要的是，我害怕因为这些情况而错过什么，我有好多亲朋关系都是这样走向终点。在过去，妻子爱我、欣赏我，她想让我们更亲密，但是我并没有被打动。我无法"进入"当下的诸多情绪，实际上我已经意识到我错过了什么，并因此感到沮丧。有时候我觉得自己没有理解生活的要旨，别人都在享受生活，只有我被剥夺了真正的意义。"

此外，在约翰的婚姻中，他的妻子经常可以意识到丈夫的人格解体障碍，即使他们夫妻两人从来没推心置腹地讨论过，当妻子谈到丈夫的情绪转换时，她说："我感觉他消失了。"约翰越来越为自己的症状所困扰，也因妻子发现他的症状而沮丧，这导致他们经常发生冲突。

约翰的情况并不是个例，人格解体障碍会让你在情绪体验中很难"进入"状态，你所爱的人可能对此倍感烦恼，因为他们会觉得你很"冷淡"或者"没有情调"。同样，如果你尝试着解读这些体验，你可能不会获得令你满意的结果，因为人格解体障碍对那些从未体验过它的人是难以捉摸的，同时，患有人格解体障碍的人希望他们的感受能够得到"证实"。当你听到自己的爱人说，"亲爱的，我无法想象你在这期间是多么迷茫，如果你说的一切都是真的，那么任何人在你的情况下都会像你一样恐慌和沮丧"，你会感觉你的倾诉终于得到了回应，你与周遭环境的联系也更紧密。

如果你处在一段关系当中，你的伴侣觉得她的需求没有得到满足，这当然会导致感情纠葛，使双方都感到不安，令这段关系充斥着不满。自主性沟通可以帮助你重新建立联系，也可以改善你和你家庭成员的关系。自主性沟通指你以你自己的角度理性、冷静地说出自身感受，认可别人的感受，并且寻求解决问题的方法。情感的表达是其目的：重要的是说出你自己的感受，而非事情的本质。委婉地说出你自己的感受是你的责任。埃米莉经常与她的父母谈论人格解体的体验。下文的对话，来自埃米莉和她父母举行的家庭会议，对话展示了失败的沟通。首先我们会向读者解释这一段对话，然后我们会探讨一些更具主动性的解决办法。

埃米莉："我不会好起来了，我无法想象生活如何继续下去。"

埃米莉的父亲："但是在我看来，你连尝试都没有尝试，先不说为你治病花了多少钱，你似乎没有付出一丁点努力。"

埃米莉的母亲："埃米莉，长久以来我们一直对你的病症感到困惑。我不知道这个所谓人格解体障碍到底是什么，一开始你觉得你有强迫症，然后你觉得你有双相情感障碍，接着又是边缘型人格障碍，现在是人格解体障碍。我知道你只是想弄清楚自己到底得了什么病，但是在你真正做出改变之前，你到底要给自己贴多少标签？"

埃米莉对治疗师说："我该怎么回答我的父母？我不知道如何才能摆脱这种感觉。如果我的大脑确实受损了，可是我又不知道什么时候会痊愈。我不得不听父母的，可是他们也不知道如何让这一切变好。按照你的办法会让我感觉与周围的联系更紧密吗？我恨不得现在就死了。"（哭泣）

埃米莉的母亲："埃米莉，不许说那样的话！"

埃米莉："万一真的是我大脑有病呢？如果这种感觉总是挥之不去，我不敢想象如何继续忍受这样的生活。"

埃米莉的父亲："这太荒唐了，埃米莉，你生活中还有那么多值得高兴的事情，你如果保持这样的心态，情况会变得更糟。"

埃米莉："现在的情况已经很糟了，我不奢求你能理解。"

埃米莉和她的父母都为自己情绪化的、攻击性的、于事无补的言辞感到愧疚。让我们看看到底是哪个环节出问题了。请记住，我们的目标是交流感受，不是评判和伤害他人。

埃米莉刚开始说："我不会好起来了，我无法想象生活如何继续下去。"这里埃米莉真正想表达的是一种难以言说的绝望情绪。有时候，以自主性的方式说出自己的感觉要比不留余地说"我没救了"更能让别人理解你所经历的事情。

埃米莉的父亲这样回应："但是在我看来，你连尝试都没有尝试，先不说为你治病花了多少钱，你似乎没有付出一丁点努力。"这种言论于事无补，也不准确。一种自主性的（或更准确的）表达方式应该是这样的："对于目前这种情况，我也感到很沮丧。我的孩子，我只想让你有所好转，希望你的痛苦能减轻点。"

埃米莉的母亲之后说道："埃米莉，长久以来我们一直对你的病症感到困惑。我不知道这个所谓人格解体障碍到底是什么，一开始你觉得你有强迫症，然后你觉得你有……"这些言辞也是没有必要的。埃米莉的母亲只是想表达对诊断的不确定性和埃米莉不能准确表达自身情绪的不满。如果她能用自身的痛苦去共情埃米莉的痛苦，并告诉埃米莉她对病症的复杂性也心急如焚的话，无疑是最好的表达。

之后埃米莉对治疗师说："我该怎么回答我的父母？我不知道如何才能摆脱这种感觉。如果我的大脑确实受损了，可是我又不知道什么时候会痊愈。我不得不听父母的，可是他们也不知道如何让这一切变好。按照你的办法会让我感觉与周围的联系更紧密吗？我恨不得现在就死了。"言谈之间，埃米莉的悲伤情绪清晰可见。她担心跟周围环境脱节的感觉会永远持续下去，她觉得她的父母是搞砸一切的罪魁祸首。埃米莉的问题在于她不应该用如此挑衅的语气与她的父母说话。若采用自主性沟通，埃米莉应当如此表达："你们暗示这是我的错的时候，我真的很不舒服。当我们这样谈话时，我感觉我们彼此更加疏离了。我知道你们很沮丧，因为你们觉得我不够努力，也许最好的方法就是我每天告诉你们我很努力地按照医生提出的治疗方案进行练习，向你们展现我真的很努力。"

练习：自主性沟通

（1）重温上一段内容。看看你是否能用自主性的回应来替代原对话中无用且具有挑衅性的言语。

（2）思考一下非自主性沟通对你的生活和人格解体感受的影响。

（3）思考一下你最近进行的一段非自主性对话，再思考一下要是采取自主性沟通是否会有不同的结果。

总 结

本章主要探讨了辩证行为疗法的原则和练习（Linehan，1993a）。辩证主要在于接纳生活中的模棱两可以及逻辑上的矛盾。人们常常会体验到两种互相矛盾的感觉（例如，自大的感觉与不安的感觉），而两种对立想法的存在也不见得一定意味着大脑这个系统的崩溃。我们应该接纳生活中的模棱两可，不要试着控制自己的感受，而是应该根据功能性原则来行事，即使其与我们的感受背道而驰也在所不惜。本章介绍了辩证行为疗法的 4 个主要技能。

- 正念：当你练习将你的注意力集中于当下的事物时，你就渐渐培养出了一种对当下感受、感觉、思维的觉察力。

- 痛苦耐受：培养正念能力能帮助你接纳事实，不去试图改变或调整它。接纳现实让你能够接纳与人格解体障碍有关的痛苦或其他类型的心理痛苦。

- 情绪调节：情绪调节就是拒绝被不适情绪左右行为。情绪调节让你能够接纳在抵抗人格解体障碍过程中产生的不适感。

- 人际效能：与你所爱之人进行自主性沟通，这样你就可以消解分歧，也会让你的疏离感有所缓解。

本章主要讨论了如何运用辩证行为疗法对抗人格解体障碍。我们介绍了正念的哲学思想和实践，因为它适用于治疗人格解体障碍。我们探讨了自主性沟通这种人际效能技能。我们讨论了一段现实中的谈话，以探讨人格解体障碍患者及其家人如何使用自主性沟通。

第八章 | 行为主义策略的应用

你的感受、感觉、思维和行为或多或少地构成了你的体验。除了行为，其他这些都发生在冰山之下，所以心理学上将它们定义为"内在活动"。只有你自己能够感知你的感受、感觉、思维，没有人能够对你感同身受，除非你将其转化为行为（比如通过言语或者书面形式将你的想法表达出来），他人才能够看见。这就涉及我们所要讨论的问题：你的行为是唯一的外在活动，只有通过外在行为，你内在的思维、感受、感觉才能为外界所感知；外在行为也是你唯一可以真正控制的。正如我们在第六章中谈到的，控制自己的念头有时候会适得其反，我们头脑中会产生许多我们不愿体验的感受，我们的内心世界并没有按照我们的初衷做出反应。然而，我们却可以完全控制自己的行为。你现在可以告诉自己：抬起胳膊，用手摸一下鼻子，当然，你也可以不这样做，你的行为完全取决于你自己的意愿。

　　你对自身行为的控制就像一根有力的杠杆，你可以用它来应对和减轻由人格解体障碍带来的痛苦。你完全有能力将自己置身于一个总体有利于你自身健康的大环境中。本章中介绍的策略将会告诉你如何进行行为暴露，如何应对恐惧或者避之不及的体验。在这一过程中会有不适感产生，你可以参考在第六章或第七章中讨论过的策略来帮助自己接纳不适的感觉。

行为疗法

随着时间的推移，行为疗法在不断改进。从今天的角度来讲，行为疗法指增加与恐惧情境的接触从而提高你对不适感的耐受力。举例来说，你的一位朋友因为害怕蜘蛛，所以总是躲避它们以减少不适感。从短期来看这是有效果的，但是从长远的角度来说，这无疑助长了他对蜘蛛的恐惧感。假使路上有一只蜘蛛，他看到并跑开了，那么他的焦虑自然消失了。然而，他很快会意识到这种躲避蜘蛛的行为无疑限制了他的活动自由，他不能去野营或参加野餐，也不能去森林里徒步旅行。事实上，尤其是夏天的时候，他根本不能进行户外活动。你可以看出，逃避行为会对他的生活造成长期的损害，这种逃避行为的后果就是孤立与停滞不前。但是如果这个人刚开始硬着头皮去接触蜘蛛，并且能够做到不跑开，诚然，最开始的一段时间他会体会到极度的不适、恶心和焦虑，但是如果他能持续接触蜘蛛，那么最终他会渐渐培养出一种较低程度的情感反应。从长期来看，他可以克服焦虑或者其他类型的与蜘蛛有关的不适情绪，从此以后他可以去野营、徒步旅行，或者想在户外待多久就待多久。

焦虑反应的变化是发生在神经层面的。基本上来讲，当你的大脑感受到潜在威胁的时候就会发出让你不适的信号，当你感知到这种信号并且立即逃离时，不适感会大大降低，但是这可能导致你将来碰到相同或类似的威胁时越发想要躲开的情况（例如你看到一只蜘蛛，然后从它身边跑开，虽然你会松口气，但以后你可能会更多地采取这种行为策略）。从神经科学的角度来说，你的回避行为得到了强化。但是如果你能克服恐惧，待在这种令你感到不适的环境中，并且发现最后也没有什么灾难性事情发生，那么这种不逃避的行为就会得到强化。当你暴露于令你焦虑的环境之中，你的大脑会在一段时间内发出让你感到痛苦的信号。但是，神经系统的唤醒状态并不能无限期地维持下去。你的大脑最终会感觉疲惫，从而放松下来，你除了选择放松下来没有别的出路，因为这是你大脑的自然反应。同样，将自己完全暴露于人格解体的体验中最终会逼迫你的大脑做出调整，从理论上来讲，你最终会习惯这些不适的感觉。所谓的行为疗法，就是要让你主动体验由人格解体障碍带来的种种不适，勇敢面对它们，最终取得胜利。其他一些行为疗法技巧包括多多接触生命中对你而言重要的事物，由此产生强化作用，我们会稍后谈到。

暴露与反应预防

暴露是指要勇于接触你害怕的事情；反应预防是指阻止那些会造成功能障碍的回避反应。人格解体障碍患者常常在面对会引发人格解体体验的情境时选择逃避，包括社交情境、工作场合以及耗费心神的活动。如果你在晚宴上觉得自己与他人十分疏离，那么越是意识到自己与他人无法建立联系，越会加重你的人格解体体验，而当你感觉人格解体障碍病情加重，那么下一步可能就会出现惊恐。从这一点看来，尽快离开晚宴是缓解不适感的最好方法。但我们要介绍的暴露与反应预防恰恰相反——不是让你离开晚宴，而是让你真正感受可能会出现的惊恐，并且勇敢面对。这听起来很简单，不过实际上还是更复杂一些。下面我们会着重讲解。

练习：暴露于患上人格解体障碍前的创伤经历

正如本书之前提到的，人格解体障碍往往源于精神创伤事件（例如性虐待或者躯体虐待），或者由精神活性物质引发。让我们回顾一下之前章节中的案例：埃米莉最初患上人格解体障碍是因为她吸食大麻；约翰早年曾在一次运动受伤后经历过人格解体，尽管那次受伤并没有给他的身体造成任何重大创伤；丹尼患上人格解体障碍是因为他曾经遭到母亲言语上或肢体上的虐待。许多人都承认他们患上人格解体障碍是因为存在被父母或监护人抛弃或者情感忽视的经历。

过度关注创伤或者受到的长期虐待会引发焦虑、恶心甚至人格解体的感受。行为主义原则告诉我们，与其躲避引发不适的事情和事物，倒不如勇敢面对它们，接触它们，探索它们，将它们具体化，创造出具体的心理意象，然后静观其变，直到它们消失殆尽。要做到这一点，最好的办法就是仔细回想导致人格解体障碍的一系列事件，并将它们具体、详尽地写下来，写完之后，每当那些感受袭来时，就拿出来重读一遍，并试着重新体验这些感受。下面我们提供埃米莉曾经写下的关于吸食大麻的经历（之后她意识到生活中的一切都因此而改变）。

不知道为什么，我明明知道吸食大麻的危害，可是当他们让我吸一口的时候，我本可以不这样做的，但我同意了。我清楚地记得吸入的时候的感觉：烟气猛烈地侵入我的肺部，一股压倒性的感觉向我袭来，辛辣、刺痛并且略微发痒的感觉突然向我涌来，就好像我的身体被劫持了，体内每一个分子都站立起来，快速地旋转。我突然有一种想法，那就是我的身体可以自由运动，不受我意识的控制。我害怕就此跌倒，我害怕自己会被拽入空中，我害怕重力的方向会颠倒，我也害怕我的四肢会与躯干分离，这些都太令人恐惧了。每一次当我摇着头试图重新清醒振作的时候，我都会被失控的感觉淹没。所以我闭上双眼，蜷缩在沙发上，封闭所有的感觉和意识，试图平静度过。第二天，一睁开双眼，分离感不像原来那么强烈了，可是我发现周遭环境让我感到陌生和异样。我无法融入一个特定情境，打个比方，如果我正在注视一间厨房，我清楚地知道我看到了什么，就是厨房无误，可是厨房中各个部分似乎变成了独立的存在，变得不适配厨房这个整体。我对自己身体的感觉也是如此：当我走路的时候，我知道我的胳膊和腿都在动，但我感觉不到它们是作为我身体的一部分在动。我无能为力，只能等着这些感觉烟消云散。我感觉大脑中好像充斥着棉花球，朦胧的感觉就像电视机持续不断地发出静电声。

请留意埃米莉是如何以直观的方式叙述这段经历的。埃米莉这种技巧很有成效，因为这种语言风格可以让她以非常还原的方式重新体验那段经历。以这种方式叙述经历可以让你重新体验最初的不适感，从而帮助你适应它。

当你书写自述的时候，要尽可能详细，尤其要注意你的内心体验（例如你的感觉、感受和思维）。当你重新审视你所写的自述时，请仔细阅读每一句话，真正将你自己重新带入过去的经历中，尝试想象这究竟是什么样的感觉。这样的叙述治疗对于经历过强奸或者目睹过严重暴力行为的患者尤其有效。很显然你无法（或者也不愿意）完整体验原初的创伤，但是这种想象技术可以帮助你在一定程度上重新体验这些感受，还可以降低你对这些感受的敏感度，最终使你战胜创伤带给你的不适感。

练习：暴露于人格解体障碍的灾难性后果

许多人格解体障碍患者都会在头脑中想象出一个灾难性的情境，在这个情境中，人格解体障碍掌控一切，蹂躏一切，使生命中愉快的经历全部化为乌有。这种病态情境会在你脑海中一直萦绕，挥之不去。就其本身而言，人格解体障碍可以是焦虑的来源，但是愿意勇敢面对人格解体的感受及萦绕其间的恐惧能帮助你战胜它。换言之，如果你能坦然面对人格解体障碍带来的潜在风险，那么你受到其影响的可能性就越小。因此，我们的目标就是使患者暴露于人格解体障碍带来的灾难性后果中。最好的方式就是书写一个自述，我们可以称之为"洪灾化陈述"。我们的基本目标就是让患者将恐惧具体化，令这种恐惧变得糟糕，并将它抬高到荒谬的程度。这样做是为了让患者面对最坏的情况，这样他对人格解体障碍的恐惧就不会再左右他了。"洪灾化陈述"通常使用过去时，让人觉得好像是未来的自己在回顾过去的故事。一定要记住，陈述的目的不是真实描述发生了什么，而是尽量夸大可能会发生的事情。下面的"洪灾化陈述"来自苏珊，她是第二章中介绍过的人格解体障碍患者，她的自述并不是在描述人格解体障碍的实际症状，恰恰相反，她有意识地放大了对失去自主权、失控以及丧失情感的恐惧。

　　人格解体障碍的病情不断恶化。起初我感觉我与我的丈夫和孩子越来越疏远，甚至到了对他们的感觉与对大街上碰见的陌生人的感觉无异的地步。

　　就是在这个时候，我开始觉得我不再是自己所作所为的主体和行动者，我开始完全丧失我的自主性。渐渐地，我发现我的身体不再受我控制，这会儿胳膊抬一下，那会儿脚跺一下。我渐渐变得语无伦次，常常开着车就到了我本没打算去的地方。一开始，我似乎还能掌控情况，可是随着病情恶化，我发现我所做的一切对我而言都是一种困扰，以至于我会对我挚爱的人说出粗俗下流的话语，或者用危险的举动伤害我周围的亲朋好友。

　　人格解体障碍越来越严重，我最终发现我好像是塔顶的一位看客，俯视着自己的身体在做什么，因"我"所做的各种行动而感到恐惧。在过去我本来可以保持镇定，而现在我却会陷入癫狂。有一次我在停车场，一位推着购物车的妇女无意碰到了我的车，我怒火中烧地从驾驶位出来，对着她大吼大叫，并且拿着一个棒球拍击打她的购物车作为报复。从始至终，我都控制不住我自己，我只能旁观，且诧异于自己的行为。

　　在这之后，又发生了一些事情。我完全失去了对自己的控制。我发现我难以整合信息，根本不知道我身处何地或者周遭发生着什么。我觉得我好像得了老年痴呆，我无法记住事情，不知道自己的身体之前做了些什么。我听到别人对我之前所作所为的评论，可是我一点也想不起来。我殴打我的丈夫，抓挠他，掌掴他，以至于他无法忍受，将要离我而去。他说他再也无法承受这一切了，不仅他自己要离去，他还要带着孩子一起走，我更加无依无靠了。

最后，我的身体完全停止了活动，不论是我自己，还是那个先前控制我身体的东西存在，现在都已消失殆尽，我陷入一种麻木瘫痪的境地。我对感觉的意识已经扭曲、分裂。打个比方，我能感觉到我现在处于一个房间里，理智上我能感觉到这是一间房子，但是由于我模糊的意识以及游离的注意力，我无法一次性感受这整个情景。我的家庭成员已经将我抛弃。我觉得在某种程度上我就像住在医院里面，我的手脚被束缚在床上。除了穿着白大褂的医生和护士，我见不到任何人。我几乎留不住任何感觉。我对自己身体的意识，或者在脑海中一闪而过的感觉，都不过是往昔的碎片。时而出现的社交疏离感演变成彻底的与世隔绝感，我或多或少困在自己的脑海中，以一种断断续续的方式观察自己的经历，除了被束缚在病床上，没有任何其他生活可言。更糟糕的是，医生相信我因此会活得更久。这就是我以后唯一的指望。

许多人格解体障碍患者害怕完全失控。上面苏珊的自述表明了这一点，她想象了这种恐惧所能达到的最糟糕的境地。

当你书写自己的自述的时候，如果你了解到自己对人格解体障碍的最大恐惧就是害怕失控，那么就尝试着搞清楚到底是什么让你对这种可能性感到害怕。是害怕造成一些伤害，害怕自己无法控制一切，还是害怕被人抛弃？如果你害怕的是失去社交关系，那么请思考无法与人建立关系到底为什么会让你感到不安。是害怕失去生命中最欢乐的时光，害怕失去对于你意义非凡的人，还是害怕你从此会孑然一身、孤独无助？你需要让这些故事变得更别具一格，这是你深入恐惧内部，揭露其荒谬性的机会。

练习：内感受性线索暴露

如果你的腿受伤了，你在跑步的时候比躺下的时候更能感受到痛苦。换言之，当我们与感觉打交道时，感觉信息对我们来说会更加明显。人格解体障碍患者经常会限制他们的内在感觉以期避免觉察到麻木的情感。从短期来看，这也许能够达到缓解痛苦的目的；但是从长期来看，这对患者无疑具有限制作用，直接的结果就是生活变得不像原来那么丰富多彩。这就是内感受性线索暴露疗法起效的原因，内感受性线索暴露就是指觉察并强化内在不适感，以帮助你恢复觉知力。暴露于那些唤起不适感的生理方面（例如心率加快、血压升高和呼吸急促）能够帮助你将注意力从焦虑和其他心理不适上转移开，而人格解体障碍正是将你包裹在了焦虑和不适感的"茧房"中。

下面是一系列内感受性线索暴露的练习，你可以用来增加你的心理灵活性，体会到一系列不愉快或者疏离的躯体感觉。当你阅读这个清单的时候，请记住你的安全才是最重要的。不要参与那些你认为不安全的活动（比如你有心脏问题那就不要进行剧烈运动）。一定不要接触任何会给你带来身体伤害的极端感觉，因为这可能不仅有害于你的身体健康，更有害于你的心理健康。

- 长时间待在户外，体验寒冷和炎热。

- 诱发惊恐症状：尽可能长时间憋气；通过短跑让心跳加速、血压升高、呼吸急促；使肌肉紧张，以升高血压；过度通气。

- 洗澡时水温偏冷或偏热。

- 在一只袜子里装满螺丝和钉子，将袜口系紧，将袜子拿在手上，仔细体会这种感觉，以及这种感觉如何随着时间推移而变化。

- 尽可能长时间地握住冰块。

- 跪在扫帚上。

- 看看你听嘈杂的音乐究竟能忍受多长时间。

- 将一口锅扔在地板上，听它发出巨大响声。

- 用力"砰"的一声关门，听它发出巨大响声。

- 吃一些你不喜欢吃的东西。

- 吮吸一个柠檬。

- 有意闻一些你不喜欢的味道。

看看你是否能想到其他令你抗拒的极端感觉并做一下类似的尝试。一定要注意，这些活动的目的在于提高你的心理灵活性和忍耐力，这样你就能体验一系列感觉，当然也包括不愉快的感觉。

练习：暴露于极端情绪

人格解体有时可能是对极端情绪体验的反应，正如本书所讨论的那样。因此，有意识地训练自己暴露于极端情绪有助于我们降低敏感度，提高忍耐力。下面我们会提供一系列建议，但是你不要把自己限制在这份清单之中。你比任何人都更了解你自己，知道什么样的事物最能激起你的强烈情绪，所以请你仔细思考，想出一些适合自己的其他活动。

- 看一些能唤起情绪的电影，比如催泪片、有暴力场面的电影或恐怖片，并且注意由此而产生的情绪。
- 让你的亲朋好友说一些批评性的或者让你恼火的话语。当然，这并不是让你的亲朋好友借此发泄不满或者宣泄怨气。相反，你要精确选择他们要说的台词，以激发你的极端情绪，然后让他们逐字逐句地背诵这些台词。
- 长时间听愤怒或者悲伤的音乐。
- 翻阅相册。
- 看看你与亲朋好友之前的录像。这样可以唤醒你心中苦乐参半的情绪，这是一件好事。不要试图让自己远离因在意某些事物而自然产生的不适感。
- 如果你是喜爱小动物的人，那么不妨去宠物商店抚摸一些毛茸茸的动物。重点在于让自己感受到一些能引起强烈体验的事物。

暴露于焦虑情境

其他比较重要的暴露方法包括将自己暴露于生活中具体的人或事，这往往会激发你的人格解体体验以及担心被忽视、抛弃的感受。假设长期的人格解体障碍让你不得不辍学，而想象自己处于学习环境中会让你感到强烈的恐惧。这就是一个理想的暴露挑战。你可以将所有引起焦虑和人格解体的事物都看作治疗练习的对象，想象你的暴露练习只是练习而已。

如果你仔细思考，就会发现某些情境比其他情境更容易引起人格解体的感受。把容易引起人格解体感受的活动、地点、情景、人物、环境列一个清单（表 8.1），然后根据你想回避它们的冲动有多强烈，将它们按 1（不引起人格解体的感受，从不回避）到 10（引起非常极端的人格解体的感受，总是回避）评级。

表 8.1 代表了那些让你恐惧的活动的等级。你可以从等级最低的活动开始，试着让自己置身于这些情境，去体会这些情境可能造成的后果。对这个过程中所产生的任何反应，你都不要妄加评判，只是抱着接纳的心态去体验。也许在某些时候，你想要逃避，想要跳出这个情境，想要消除你的不适感。但是在这一过程中，你应该注意到你能够逆冲动而行，只有你的意志和肌肉才能支配你的身体。运用我们在第六章和第七章中介绍的正念和意愿策略。注意当你正做一些不愉快的活动时，你的思维是如何喋喋不休的，也许它正在说，"真不爽，我不想再继续待下去了""我再也忍受不了了""这个练习真是无聊至极"。注意你的大脑对所有事情的反应，你并不一定要按照大脑的"一面之词"行事。再度接触那些让你不适的事情，无论是社交活动、耗费心神的练习，还是与某些人的交流，这都会让你逐渐重新融入生活。丰富的生活总是充满各种愉快和不愉快的事情。患上人格解体障碍后，你的生活可能变得极为艰辛，但这并不是说你就因此无法过上丰富多彩的生活。

表 8.1　评级表

引发人格解体感受的活动、地点、情景、人物、环境	回避冲动的强度（1~10）

行为激活

行为激活是指重新参与生活中那些让你感到快乐或可以实现自我强化的事情。通常情况下，人格解体障碍患者可能会发现生活中的事情并不像原来那么有趣了。但你应该重新审视、重新面对那些事情，即使你的心思并不在此。行为激活背后的理论逻辑是，遭遇心理问题的人往往会迷失在心理功能障碍之中。一些患有抑郁症的人会整天待在床上，萎靡不振，这无疑会加重他们的病情；那些非常在乎社会认可、在社交场合表现得非常焦虑的人，最终不会习得任何社交经验；患有人格解体障碍的人非常想要感受某些东西，但他们丧失了以往与感受之物的联系。虽然这是一种颇具讽刺意味的心理倾向，但切实说明了一个为克服心理问题而不得不跨越的障碍。幸运的是，这种心理倾向为治疗提供了一个重要的支点：即使你在曾经感兴趣的活动中再也感受不到乐趣，也无论如何都要坚持下去，希望最终这能给你带来一些回报。

将你一生中经历过的爱好、活动以及其他一些让你感到愉快的事情列在下面，然后做出计划并执行。将执行这些计划定一个明确的时间，并且将它们记录在你的日程表中。一定要坚持下来，该做什么事情的时候一定要去做，这对你自身的恢复大有裨益。就算你实在对这些事情提不起兴趣，你也要腾出时间，坚持做下去。最终你会发现，你的生活可以变得更加丰富多彩，而不是只被人格解体障碍所控制。

1.＿＿＿＿＿＿＿＿＿＿＿＿＿＿＿＿＿＿＿＿＿＿＿＿＿＿＿＿＿

2.＿＿＿＿＿＿＿＿＿＿＿＿＿＿＿＿＿＿＿＿＿＿＿＿＿＿＿＿＿

3.＿＿＿＿＿＿＿＿＿＿＿＿＿＿＿＿＿＿＿＿＿＿＿＿＿＿＿＿＿

4._____

5._____

6._____

7._____

8._____

总结

行为疗法涉及与引起不适的事物、情绪和感觉之间的互动。各种经历都可能引发人格解体，例如创伤性事件和极端情绪。将自己暴露于人格解体和其他不愉快的情绪与感觉当中，会降低你对这些不适感的敏感度。如果你能做到这一点，那你一定会有一个更加丰富多彩的人生。

我们介绍了暴露与反应预防的相关练习，涉及暴露于如下情境的练习。

• 极端情绪。

• 强烈的躯体感觉。

• 任何可能与人格解体障碍有关的创伤。

• 任何可能引发人格解体体验的事件。

• 担心人格解体障碍可能带来的灾难性后果。

在本章中我们也讨论了行为激活，你通过这种方法可增加与生活中令人愉快的事情的接触。人格解体障碍患者通常感觉对既往喜爱的事情提不起兴趣。因此，行为激活旨在使你重新投入那些过去对你有重要意义的事情中，比如兴趣爱好、活动、人生目标等。"假装你喜欢，直到你真正喜欢为止"，让行为先于激情，寄希望于真正的激情能随行为而动。

第九章 | 其他治疗手段

本书主要着眼于用接纳与行为疗法来治疗人格解体障碍。当然治疗的方法不止一种，在本章中我们会探讨一系列其他治疗手段。本书并不打算对这些治疗方式进行详细叙述，如果读者对此有所需求，可以参阅达芙妮·西米恩和杰弗里·阿布格尔所著的《非真实感：人格解体障碍与自我丧失》（*Feeling Unreal: Depersonalization Disorder and the Loss of the Self*）（Oxford University Press，2006），在当代学术界，此书对人格解体障碍做了精彩的介绍。我们之后会简单介绍认知行为疗法，但是如果你对进一步的研究有兴趣，请参阅《战胜人格解体和不真实感》（Constable 和 Robinson，2007），这本书对于人们自助学习如何用认知行为疗法治疗人格解体障碍很有帮助。

其他心理治疗取向

我们在前文探讨了接纳与行为疗法。一些患者发现接纳疗法最适合自己，而有的患者却觉得不是这样。这完全取决于个人，科学研究至今没有完全解释为什么对某些人有效的疗法对另一些人却不适用。对人格解体障碍患者而言，最好的办法就是尝试不同的治疗方法，看看到底哪种方法最适合自己。

认知行为疗法

在一些方面，传统的认知行为疗法（cognitive behavioral therapy，CBT）不同于我们先前介绍的接纳疗法。接纳疗法强调对无休止的、令人困扰的想法的接纳，而认知行为疗法旨在改变你的思维模式从而影响你的感受方式。从认知行为疗法的角度看，我们之所以会有行为障碍或者情绪痛苦，首先是因为我们的思维歪曲了。传统的认知行为疗法指出，患者之所以会有如此难以应对的心理斗争，就是因为存在"深层假设"和"核心信念"（Beck，1976）。人格解体障碍患者的常见"深层假设"与"核心信念"如下。

- "我的不真实感是无法忍受的，我绝对不能如此生活下去。"
- "只有让这些感觉消散，我才能真正过上多姿多彩的生活。"
- "我想我脑部一定受到了损伤。"
- "一旦家人知道我对他们的情感是麻木的，他们一定会离我而去。"
- "我没有任何个性。"
- "人们注意到我有多糟糕。"

我们可以认为这些信念是基于经验的结论，但是它们真的能站住脚吗？认知策略就是为了寻求这一答案。从理论上讲，意识到自己的想法是夸大或不准确的，可以帮助我们消除一些情绪冲击，然后我们就能用更准确的解释来替代不准确的想法。接下来我们将探讨这一技巧。

练习：检验事实并且找寻替代解释

认知行为疗法强调追踪情绪体验的变化，以期确定深层的思维模式。这就需要我们在遇到令人情绪不佳的情境时，能认识到那些随情境而自动出现的想法，然后审视这些想法，看它们是否有事实依据。你如果发现某一自发的想法是夸大或者不准确的，那么就可以形成另一种替代解释，因而你就拥有了一个基于逻辑而非情绪的信念。表 9.1 是苏珊所做的想法记录，她是我们在第二章中提到过的人格解体障碍患者。你可以将苏珊的记录当作模板来参阅，然后记录自己的想法。

虽然苏珊的许多观察结果确实引起了不快情绪，但从她的记录中可以看出，苏珊的自动思维总是很极端，她总会往最坏的方面想。她会根据最糟糕的可能性，而不是根据最大的可能性来解读自己的经历。许多使用这一方法的人发现，用"最可能"而非"最糟糕"的方式来看待问题，可以消除负面思维带来的一些困扰。随着练习的深入，你能更好地识别歪曲的思维，并迅速形成更适度的解释。

常见的歪曲思维

下面我们将介绍一些与人格解体障碍有关的常见的歪曲思维。当你阅读它们的时候，看看你是否能识别出自己存在的歪曲思维。

非此即彼的思维：你也许会觉得如果摆脱不了麻木感，那么你就永远不会得到真正的快乐，生活也会因此变得了无生趣、毫无意义（对人

表 9.1　记录表

日期	情境 （描述那些导致不快情绪的事件或思维过程）	情绪 [描述那些消极情绪，如焦虑，悲伤等。给这些情绪打分（0~100），0 为最低分，100 为最高分]	自动思维 [写下情绪出现之前产生的自动思维并对其可信度打分（0~100%）]	客观情况 （寻找有效证据，未证实或者否定你的自动思维）	替代解释 [写下对此情境的另一种看法，并对其可信度打分（0~100%）]
5/19	我参加聚会时遇见了好多人，但想不起他们的名字	惊恐：60	我一定得了早发型阿尔茨海默病。60%	虽然我的记忆力和注意力不如从前，但是早发型阿尔茨海默病是很罕见的。除此以外我并没有其他症状，而且之前的神经系统检查也没有任何问题	也许记忆力和注意力减退是因为人格解体障碍，也可能是因为我非常紧张。70%
5/20	我的丈夫拥抱了我，但我对此毫无无感觉	抑郁：70	人格解体障碍越来越严重了，我最终会变成植物人。70%	事情并不是总在变糟，我的人格解体障碍日志显示过去几个月，我的人格解体障碍严重程度没有明显变化。再说，人格解体障碍并不会让人变成植物人	我的情况时好时坏，今天我的不真实感尤其强烈。80%
5/22	最新的治疗方法对我丝毫不起作用，我已经尝试了所有的治疗手段	失望：60 绝望：80	我再也感受不到自我了。这样的生活毫无意义。70%	没有证据显示我会永远受不到自我。况且，生活中的诸多方面对我而言还是有益的	最新的治疗手段失败了，我很受打击。我看不到未来，充满恐惧，但算命也没用。80%

格解体障碍患者而言，把这种想法称为"歪曲思维"是无效的，因为不适感是如此顽固，几乎不可能得到任何与之相反的积极体验）。

过度泛化："我再也感受不到任何事物了"这句话也许很好地体现了人格解体障碍患者思维中的过度泛化。如果你有麻木感，但不是对任何事情都麻木，那么这就是一种过度泛化的、不准确的表述。

心理过滤：如果你某一天突然感觉到人格解体障碍尤其令你痛苦，那么你很容易会从人格解体障碍加重的角度去反思近期的经历。因为你的思维方式本身就是消极的，你的心理过滤器会筛选出那些符合你消极思维的信息。

忽略积极面：假设你昨天欣赏了一部电影或者吃了一顿大餐，可是今天早晨起床后，你却发现你的脱节感加重了。当你同时拥有正面和负面经历的记忆时，很容易忘记正面的经历。

轻易下定论："我永远也不会好转了"这句话是典型的轻易下定论的例子。我们无法得知自己将来会体验和感受什么，所以这是一种歪曲思维。请记住，认知行为疗法教给你如何根据客观事实来调整你的信念。

夸大或者贬低："人格解体障碍带来的痛苦是无法忍受的"这句话就是夸大。尽管人格解体障碍确实令人难以忍受，但也并非完全无法忍受，因为如果真的无法忍受，你就不会在这里与我们一起探讨人格解体障碍了。更准确的说法是，"人格解体障碍带来的痛苦真的非常令人不适"。

感情用事：很容易想象这种情况，如果你在头脑中感觉到了什么，你认为它就一定意味着外在的事物。如果你感觉某件事是毫无希望的，那么它就一定是无解的；如果你对你的配偶感到麻木，那么你就一定不关心他（她）；如果你对社交力不从心，那么一定是你的大脑出了问题，或者社交情境中存在某些威胁性因素。如果你总是让你的情绪牵着你的鼻子走，那么你永远不会得到最有效的结果。

总是说"我应该去做……"："我今年已经 23 岁了，是应该工作的年纪了"，这是埃米莉曾经在治疗过程中说过的一句话。有这种想法的人往往会依据某些武断的规则，主观地认为自己应该干什么、不应该干什么，而不顾客观事实。你仔细思考就能理解，在如何做人这一议题上不存在绝对的真理，一味地将注意力集中于自己应该如何，对你不会有任何好处。

贴标签与误贴标签：你会轻易给自己贴上"人格解体障碍患者"的标签，好像这就彻底定义了你是一个什么样的人。这是一种毫无帮助的信念，越这样想，你往往越会按照人格解体障碍患者的方式行事。

自我归因："我是一个令人失望的孩子，为此我的父母经常惩罚我，之后我就开始有人格解体症状了"，这就是自我归因的一个典型例子。尽管我们往往会对自己进行严厉批判，但很难追溯心理痛苦的根源。尽管人际关系有时候对我们影响很大，但是其并不是我们患病的全部原因。

也许你对我们所谈论的内容感到不安，因为你能从其中感觉到，在某种程度上，你的思维才是导致痛苦的罪魁祸首。正如我们在之前章节中提到的，认知歪曲有时会给人一种贬义的感觉。当然，如果说你的痛苦部分源于你"非理性"的世界观，你可能难以接受。尽管你也能意识到有时自己会夸大人格解体对自己的影响，但这并不意味着人格解体的痛苦无关紧要。尽管如此，有些人发现识别出歪曲的思维会让他们感到非常平静。如果你可以识别出歪曲的思维，那么你就可以学会纠正它们，你就具有了控制自己感受的能力。当然，你也可以以平常心看待这些思维，只把思维看作单纯的思维，不受这些思维左右，根据你的"价值"生活，就像我们在之前章节中探讨的接纳取向的疗法所主张的。你现在有两种技术可以用来探究你的思维，你可以分别尝试一下，看看哪种最适合你。但是我们建议你不要尝试掌控自己的思维，也不要太把它们当回事。

全面健康

尽管全面健康并不是一种心理治疗，但它是心理治疗的目标。全面健康涉及自我保健、身体健康、饮食、作息、体育锻炼、睡眠、卫生以及愉快的活动，因为它们有益于你的心理健康。也许你早就知道该如何做了，比如你的奶奶告诉你（也是她的奶奶告诉她的），"早睡早起身体好""一天要吃一个苹果""要懂得劳逸结合""不要浪费蔬菜，世界上一些地方的人们吃都吃不饱呢……"，还有比如"多吃菠菜"之类的所谓格言、警句，我相信你都已经听过好多次了。但是不论你正在经受酗酒、人格解体障碍、精神分裂症、抑郁症还是其他心理问题，全面健康都是心理健康的基石。

实现全面健康的最好方式就是生活作息规律。将你的一天合理规划是开启健康之旅的首要条件。如果你提前计划好要做的事情，你就更有可能付诸行动。但这也不是一条放之四海而皆准的原则，做出改变的首要步骤就是计划改变。

精神药物疗法

至今为止，没有任何药物疗法可以明确治愈人格解体障碍。在参加药物试验的人格解体障碍患者中，接近一半人的病情获得了轻度到中度的改善（Simeon 和 Abugel，2006）。尽管这听上去有一些空泛，而且也是一个令人沮丧的结果，但对慢性人格解体患者来说，找到最有效的药物方案需要经过反复试验，对此我们需要有充分的耐心，而且我们还需要记住，人格解体障碍患者很少能够完全康复。许多药物疗法更多是缓解症状而非治愈疾病本身。例如，抑郁是一种常见的继发症状，我们可以使用选择性 5- 羟色胺再摄取抑制药（SSRI）治疗。人格解体障碍患者常说自己对内在体验存在强迫思维，氯米帕明或者其他抗抑郁药［比如新型的 SSRI 或者 5- 羟色胺去甲肾上腺素再摄取抑制剂（SNRI）］可以用来治疗强迫思维。人格解体障碍患者通常会频繁体验惊恐或者极度的焦虑，所以可能需要服用苯二氮䓬类药物。针对注意力不集中，通常采用中枢神经兴奋剂治疗。问题的关键在于，只有少数药物被用来治疗分离性症状本身，而其他药物则用来治疗继发于分离性症状的不适感。

SSRI

SSRI 可以作为人格解体障碍的初始药物方案，SSRI 通过增加大脑中 5- 羟色胺（一种调节情绪的神经递质）的浓度，来达到治疗的目的。作为新型抗抑郁药，SSRI 对多种情绪问题（包括焦虑）都有疗效。从戒烟到纤维肌痛，SSRI 被用于治疗各种疾病，这表明神经细胞突触间隙 5-

羟色胺浓度的明显增加会提高我们在许多方面的舒适感。SSRI 对治疗人格解体障碍患者的抑郁情绪有效，但我们还不完全清楚，为何在治疗过程中部分患者的分离性症状也会得到缓解。

氯米帕明

氯米帕明是一种三环类抗抑郁药，比 SSRI 问世时间要早，并且具有更多副作用。正是基于这个原因，通常在 SSRI 不起效时才会使用氯米帕明。但是，某些研究表明，氯米帕明在治疗强迫思维方面比 SSRI 略胜一筹。不论是强迫性自我专注、对大脑潜在损伤的强迫思维，还是其他对不适感的恐惧性解释，强迫思维都是人格解体障碍的核心特征之一。针对性的药物可在一定程度上缓解人格解体障碍患者的继发性强迫思维。

苯二氮䓬类药物

阿普唑仑、氯硝西泮、劳拉西泮和地西泮都属于苯二氮䓬类药物。苯二氮䓬类药物是抗焦虑药或镇静催眠药，多年来一直被用于治疗惊恐障碍、强迫症、广泛性焦虑障碍和社交焦虑障碍等问题。苯二氮䓬类药物可引起生理松弛（肌肉放松、心率减慢和镇静）。一种解释是，长时间的过度焦虑可能会导致人格解体，由于苯二氮䓬类药物会降低自主神经的唤醒程度，分离性症状可能也会随之减轻。另一种解释是，人格解体的体验会引发焦虑，而苯二氮䓬类药物能够缓解这一造成严重不适感的继发症状。

纳曲酮

纳曲酮是一种阿片受体拮抗剂，也就是说，它能阻断阿片受体。你可能会问："这和我的人格解体有什么关系？"阿片类物质会产生麻木效应，可能会带来人格解体的体验。事实上，给没有人格解体障碍的人服用阿片类物质会导致短暂的人格解体体验。已知的阿片类物质包括海洛因、吗啡等。纳曲酮可以帮助人们戒除这些阿片类物质，因此，如果阿片类物质可以引发人格解体，那么任何拮抗阿片类物质的药物或许都可以治疗人格解体。虽然这其中的确切机制尚不清楚，但纳曲酮对人格解体障碍的疗效表明，身体对疼痛和应激的反应在某种程度上与人格解体的形成有关。对阿片受体拮抗剂有效性的研究还处于起步阶段。毫无疑问，随着人格解体障碍药物疗法的研究越发深入，更多关于此类药物的疗效和机制的谜题会被揭示。

经颅磁刺激

经颅磁刺激是近年来备受关注的一种治疗人格解体障碍的试验性疗法（Jiménez-Genchi，2004）。人格解体障碍患者每周接受 1 次经颅磁刺激，医生通过快速变化的磁场对患者的脑组织进行微弱的电刺激。电流通常被（无创地）施加到患者头部，刺激目标脑区。与大多数治疗人格解体障碍的方法一样，这种疗法的疗效并不显著，但它是一种非侵入性疗法，据报道副作用极小。

扣带回毁损术

近来，扣带回毁损术这一侵入性的疗法受到了关注，它被用于治疗慢性、衰弱性和难治性的强迫症。扣带回毁损术也被认为是治疗人格解体障碍的一种方法。从本质上讲，它涉及破坏参与情绪加工的神经结构（前扣带回皮质的特定区域）。该区域将大脑的情绪中心与负责高阶功能或执行功能的额叶区域联系在一起。从根本上说，其理论依据是，使用负责解决问题的脑区来处理情绪困境可能会导致强迫思维。从理论上讲，如果大脑的这些不同区域不那么容易建立连接，患者就能更容易控制强迫思维。考虑到人格解体障碍与强迫思维的联系，扣带回毁损术被认为是治疗严重性、弥漫性、难治性人格解体障碍的一种潜在方法。重要的是，要了解这种疗法目前还处于试验阶段。精神外科手术通常被认为是最后的手段，因为它具有较高的侵入性，并且会产生令人不快的认知副作用，而且无法确定这种治疗方法是否真的会对某个个体有效。许多接受过这种手术的患者都表示，在术后出现了难以集中注意力和记不住事情的情况，并出现了其他认知和躯体功能障碍，因此，只有在万不得已的情况下才会考虑采用这种方法。

总结

本章着重探讨了一些其他治疗手段。传统认知行为疗法在人格解体障碍领域的应用富有成效。我们还介绍了一些思维观察和反驳技术。同时，我们也从传统认知行为疗法的角度列举了人格解体障碍患者常见的歪曲思维。我们建议将全面健康作为所有心理治疗取向的辅助手段，因为关注身体需求和自我保健往往与整体心理健康有关。

本章也简要地介绍了精神药物疗法。但是我们需要指出的是，精神药物疗法更多关注相关症状而非分离性体验本身。比如抗抑郁药会减轻继发性抑郁或者是伴随人格解体障碍而来的不适感；中枢神经兴奋剂可以帮助改善认知症状；苯二氮䓬类药物有助于缓解继发性焦虑。在本章中我们也探讨了如何通过药物配伍对病情产生积极作用。

我们也探讨了经颅磁刺激和扣带回毁损术这两种试验性疗法，讲述了它们各自的机制和风险。由于治疗人格解体障碍的药物和外科疗法还处于初步研究阶段，因此可以说还有进一步发展的空间。

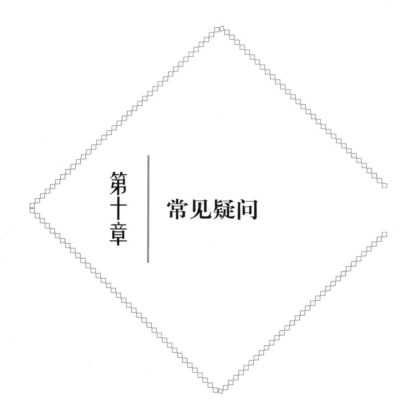

第十章　常见疑问

人格解体障碍有哪些症状？ 人格解体障碍的症状包括：不真实感、感到与自己的精神或身体脱节、感觉意识朦胧、对以前怀有热情的人和事物产生麻木感，以及对以上体验的痛苦感。

人格解体的常见诱因是什么？ 目前尚未发现人格解体的明确致病原因。有些人似乎毫无缘由地患上了慢性人格解体，有些人则可以说出导致他们感知体验变化的具体事件。常见的诱发因素包括极端的短期创伤（如在一场可怕的事故中幸存下来）、长期创伤（如童年时遭遇长期性虐待）、长期处于令人疲劳的环境中（如在 20 年间每周工作 80 小时），以及长期吸毒（甚至仅一次吸毒就可引发人格解体）。许多患者说，他们第一次出现人格解体是在吸食大麻的时候或在那之后；人格解体发作也可能与其他一些药物有关，包括氯胺酮。由此可以推断，诱发因素可以是心理因素，也可以是药物化学因素。关于心理因素，有一条规律很重要：创伤事件越严重，引发人格解体所需的暴露时间就越短；同理，事件的创伤性越小，引发人格解体所需的暴露时间就越长。例如，被人用枪指着，30 秒钟可能就足以引发人格解体了；但极端工作压力可能需要持续数年才会引发人格解体。

人格解体障碍会对生活造成什么影响？ 除了让你感觉自己的状态非常糟糕之外，人格解体障碍还会严重影响你的生活质量。你可能开始回避那些能给自己带来不愉快感觉（包括人格解体的感觉）的环境或人。你可能会就此忽视一些以往喜爱的事情（如亲密接触、与朋友外出或参加智力挑战活动）。你的人际关系可能受到影响，并且你很可能无法完成分内的工作。因此，人格解体障碍会对你的功能造成严重损害。

什么是接纳承诺疗法？ 接纳承诺疗法属于行为疗法的第三波浪潮。第三波浪潮的疗法采用接纳策略，让你的生活脱离不适感的肆意摆弄，帮助你过上符合自我价值的生活。这种疗法涉及寻求方法接纳生活中出现的不适感。接纳承诺疗法可能对治疗人格解体障碍很有意义，能帮助你在继续生活的同时与不适感共存。第五章和第六章深入探讨了这种疗法，并讨论了如何通过接纳策略让你过上更平和的生活。

意愿与接纳有什么关联？ 意愿和接纳是相辅相成的，要接纳不愉快的感觉，你就必须以接纳的心态去经历那些会让你感到不适的事情。举例来说，虽然社交场合会引起你人格解体的感受，但你还是应乐意参与其中，这会帮助你接纳不适感。归根结底，接纳是一种行为，如果你乐意感受痛苦，你就不会急切去追求舒适感，从而更容易接纳不适感。

什么是正念？ 正念是指活在当下，只专注于你即刻的意识，而不被大脑对体验的反应所左右。正念可能对治疗人格解体障碍很有意义，因为人格解体障碍患者往往存在难以关注自身体验（例如，你可能意识到了你的人格解体体验，但没有关注到当下皮肤接触布料的感觉或汽车驶过的声音）的问题。这一综合疗法包括着陆和注意力再训练。

对慢性不适感的接纳是否真的可行？ 接纳生活中极为糟糕的不适感，很多人为此十分头疼。有些人遭遇的困境更为残酷，甚至堪比《圣经》中的约伯；不幸的事情发生之际，你有时会觉得与常人相比，自己更像是被命运针对了。生活并不轻松，而伴随人格解体的生活更是艰难。接受这个事实可能也很难。但话虽如此，你依然在这里；这段时光就是属于你的，它就在眼前。要充分利用这一切，就得试着接受眼前的现实。做到这一点并不容易，但努力和回报是相互促进的。换句话说，你越努力，从生活中得到的就越多；你的经验越丰富，你就会愈发想要继续努力。希望这个过程最终能让你在当前的困境中寻得某种平静。

辩证行为疗法（dialectical behavior therapy, DBT）是什么？ DBT是另一种"第三浪潮"行为疗法，使用接纳为导向的策略。它的目的是克服那些长远来看对你不利的、以情绪为导向的冲动。对于患有人格解体障碍的人而言，这些冲动可能包括回避加重人格解体体验的事物。DBT教授的核心技能包括正念、痛苦耐受、情绪调节和人际效能。这些技术促进个人成长，帮助你更加有意识地行动，同时也认可你的情绪反应。

认知行为疗法（cognitive behavioral therapy, CBT）又是什么？ CBT 涉及改变负性或不理性的思维模式，从而让你感觉更佳。CBT 的策略包括系统地质疑那些令人困扰的想法，即，审视它们的准确性，并用更理性的反应取代那些夸大的或不准确的想法。其基本原理是，如果你能更客观地看待世界，那么当你再度身处曾经需要回避的情境时，你就会感到更舒适。

什么是行为疗法？ 由于你可能在一些活动中感到不愉快，所以你会回避它们，而行为疗法则要求你参与这些活动。行为疗法的理论依据就是，如果你能直面恐惧（或不适、紧张），你的身心就会习惯这种不适感，不适感最终会变得可以容忍。行为疗法的策略包括暴露于那些令你恐惧的事物、情境或想法，以及参与对自己而言有意义的活动（如与朋友一起看电影或约会）。行为疗法的核心是"行事"，即使你不喜欢生活或不享受生活，也要去做事情，根据行为疗法的原理，你的生活质量会因此得到改善。

我可以同时接受传统认知行为疗法和接纳疗法吗？ 可以，也不可以。这两者存在一些互斥的理论和观点。然而，从实用性的角度来看，二者都可以用来对抗人格解体障碍。有些人认为认知行为疗法在战胜无益的情绪冲动方面十分有用，而有些人则认为接纳疗法非常有效。哪种疗法更好，在此没有定论。你应当去探寻适合自己的方法，同时不要害怕尝试新鲜事物。好消息是，行为疗法与接纳疗法、传统认知行为疗法是一致的，因此，在学习新疗法来应对自己的想法和感受时，你要确保正常经营自己的生活。

我的家人该怎么帮助我？ 为了帮助你更好地康复，你的家人往往想知道自己做得是否正确。这是一个异常困难的过程，因为人们容易受到自己所爱之人情绪的影响，这往往会导致争吵，而争吵是无益的。患者家属一定要记住，你无法强行让一个心理功能失调的人去做什么。

家属可以做的事情就是认可患者的痛苦。对人格解体障碍患者来说，他人对自己痛苦的认可是意义非凡的。但家属往往摆出一种指责和失望的态度，虽然这是可以理解的反应，但从长远来看毫无益处。第七章对这些概念做了简要介绍。

人格解体障碍和强迫症的症状存在某些交集，因此一些对强迫症患者有效的家庭治疗或许可以用于人格解体障碍患者。例如，哲学性强迫思维、关注人类的存在和行为的自主性等问题可能会让你向你的家人寻求安慰。虽然这可能会在短期内缓解焦虑，但从长远来看，这可能会加重人格解体障碍。因此，家属最好尽量避免给予安慰，但应保持支持和共情的态度。

人格解体障碍和多重人格障碍都属于分离性障碍，二者有何不同？
多重人格障碍（在目前被称为分离性身份障碍）指个体出现另一个或多个自我，或出现不同的、分裂的人格。与人格解体障碍一样，分离性身份障碍也可能由极端创伤导致。二者都属于分离性障碍，因为它们的症状特征都涉及与自我体验建立联系的困难。分离性身份障碍可能意味着极端严重的分离性症状，而人格解体障碍意味着较轻的分离性症状。但你不要害怕，绝大多数人格解体障碍不会发展为分离性身份障碍，在人格解体障碍患者中，出现分离性身份障碍的情况相对罕见。

如果我被同时诊断为人格解体障碍和其他心理疾病，我怎么知道哪个症状属于哪种疾病，以及哪种疗法最适合哪种疾病？ 人格解体障碍的症状特征是：感到脱离了自我，不真实感，感到与周围人脱节，难以保持专注或集中注意力，对行为自主性的强迫性关注，感到认知"模糊"或"朦胧"。其他心理症状更可能是合并疾病的表现。但你需要记住，诊断的主要作用是让你拥有集体归属感，让你了解自己在与什么做斗争，并协助心理专业人士了解你的病痛以及为你提供帮助。然而最重要的是，为了改善生活，你要着眼于生活中你希望改变的方方面面，以及需要改变的行为。所以你通常不必了解到底是哪种疾病导致了哪种行为，只需关注行为本身即可。

人格解体障碍患者常常深陷于对诊断结果的关注而难以自拔。虽然追求准确的诊断很重要，但也可能因此造成强迫症状。所以，专注于行为本身比关注造成这些行为的病症可能更有意义。

我为什么会得人格解体？ 很多人都会问，"人格解体到底是遗传因素、环境因素还是某种病菌造成的？" 和许多心理疾病患者一样，有分离倾向的人接触到某些环境因素，从而出现了这种病症。每个人应对极端不适感、应激或创伤的方式各不相同。有些人更容易患上强迫症，有些人会变得抑郁，有些人容易受情绪波动的影响，有些人会体验到创伤经历的闪回，而也有些人则没有任何不愉快的心理反应。因此，我们无法确定一个人面对极端的心理不适时会做出什么样的反应。在基因和环境因素的交互作用下，你发现自己患上了人格解体障碍。很不幸，由于你无法修改基因，也无法改变过去，所以你无法迅速消除痛苦。但通过改变行为、挑战自我以及乐意体验不适感，你可以克服人格解体障碍，正如本书所讲述的那样。

人格解体障碍的预后如何？ 尽管近年来人们对人格解体障碍的关注度有所提高，但该病症的实证数据仍然十分匮乏。虽然没有具体的预后数据，但人格解体障碍大致有几种发展轨迹：急性人格解体可能会持续一段时期，成为慢性人格解体，但随后会忽然消失；慢性人格解体可能会持续存在，最终导致严重的生活功能障碍，也可能会持续存在，但变得不那么突出，容易被控制。一些研究（Simeon，2004；Hunter 等，2005）指出，无论是药物治疗还是心理治疗，都可以改善人格解体障碍的预后。当然，该领域还需要更多研究以澄清问题。

人格解体障碍是否会让人"丧失理智"？ 不会。人格解体障碍患者主观上存在不真实感。注意关键词是"主观"，这意味着你的现实检验能力是完好的，你仍然有能力分辨现实，只是你对现实的感受出现了问题。你没有丧失理智，人格解体障碍也不会导致你丧失理智。你有时可能感觉对现实的意识越来越弱，但这同样是一种主观感受，与现实检验能力或认知功能的损害无关。可以说，大多数人格解体障碍患者都害怕自己丧失理智，但没有人会真的变成那样。

发作性人格解体是否会发展为慢性人格解体？ 发作性人格解体并不一定会发展为慢性人格解体。很多人一生中都会经历人格解体发作，这种发作通常很短暂，而且与一段时期的创伤经历有关。

我是否有神经系统疾病？ 严格来讲，人格解体障碍并非神经系统疾病，因为神经机制在正常运作。脑成像检查显示部分人格解体障碍患者在处理信息过程中存在异常，但大脑本身的功能在正常运转。

当我患上人格解体障碍，我还能维持与家人的良好关系吗？ 没有理由不与家人维持良好关系。你可以在克服症状的同时保持健康的人际关系。

人格解体障碍会遗传吗？我在生育之前是否应该注意些什么？ 人格解体障碍的遗传因素尚不清楚，但相关遗传学研究日新月异。我们只需要指出，基因特征让人们更倾向于形成某种心理特征，而人们最终是否会形成这种心理特征则取决于环境因素。创伤是导致人格解体障碍以及其他各种心理问题的常见环境诱因。因此，不要让人格解体障碍左右你的是否生育的决定，因为除了基因，还有许多因素可能导致人格解体障碍。

我适合约会吗？ 人际交往困难是一种常见症状。对人格解体体验的恐慌和不适感可能会让你害怕参加社交活动和建立有意义的人际关系，但你不必被恐惧所左右。接触社交场合能够帮助你适应人格解体障碍带来的不适感，因此我们会建议你去约会。

如果我对某几个人没有脱节感，是不是就意味着我没有患人格解体障碍？ 不一定。因为我们本就对不同的人有不同程度的"联系感"，所以你在不同的人身上体会到的人格解体症状的严重程度也可能有所不同。

如果我对人类有脱节感，但对动物没有，是不是就意味着我没有患人格解体障碍？ 不一定。许多人格解体患者会感觉与动物有很强的联系感，但跟人类却没有。目前我们还不完全清楚这一现象的机制。

药物可以治疗人格解体障碍吗？ 抗抑郁药、抗焦虑药和阿片受体拮抗剂是应对人格解体症状的常用药，但人格解体障碍目前仍无法通过药物治愈。

人格解体障碍能治愈吗？ 目前尚无法治愈。我们建议你寻求心理治疗，以控制症状，过上有价值的生活。

如果我告诉别人我患有人格解体障碍，他们会对我避而远之吗？ 心理障碍往往会给人留下污名，虽然这不是善意或正确的。许多人格解体障碍患者选择向一些人说明自己的情况。是否决定告诉别人是你的权利。不过最好还是让最亲近的人知道你的诊断结果，因为他们也可能为你的病痛而苦恼。坦诚的对话可以促进行动和沟通。

所爱之人会不会认为我对他们没有感情？ 你需要让所爱之人确信你对他们的感情。如果你确实很难重新对他们产生感情，或许这是一个需要与心理治疗师探讨的问题。告诉所爱之人你对他们的感情并不明确很可能无法解决问题，相反会引起更多的冲突。

我如何在患有人格解体障碍的情况下在生活中取得成功？ 行为疗法的一些技术可以帮助你在生活中取得成功，同时控制与人格解体障碍有关的不适感。

人格解体障碍的发病年龄是多少？ 不同患者的发病年龄各不相同，通常在青春期至中年期发病。

我是否能摆脱人格解体障碍？ 人格解体障碍的病程因人而异。有些人的症状会莫名其妙地消失，有些人的症状会逐渐减轻，而有些人则要忍受多年的病症折磨。然而，心理治疗和药物治疗会有所帮助。

女性是否比男性更容易患人格解体障碍？ 一般来说，男女患病率相当。

是否有一些能为人格解体障碍患者及家属提供帮助的互助小组、网站或论坛？ 有许多网站和在线论坛可供使用，包括如下：

- 人格解体互助社区（Depersonalization Support Community）：www.dpselfhelp.com。

- 人格解体家园（Depersonalization Home）：depersonalization-home. com。

以上网站主要由人格解体障碍患者运营，可以提供宝贵的远程帮助。我们自己的网站［生物行为研究所（Bio Behavioral Institute）：www. biobehavioralinstitute.com］经常引用新的研究成果，有互助小组，并会提供建议。

当一个人感到脱离了自己的精神和身体，他是否还能有任何感受？还能哭泣吗？人格解体障碍患者通常对事物有强烈的感受。感到脱离了自己的情感，或者在感知上与周围环境脱节，甚至对外界信息的处理受到影响，对这些体验的绝望感是人格解体障碍患者的主要症状。真正的问题不是缺乏情感，而是人格解体障碍患者描述他们悲伤地意识到自己与情感的联系断裂了。

某个网站上说，只要付费，就能通过 CD 治疗治愈人格解体障碍，这是否可信？不可信。许多这类网站都对自家产品进行了虚假宣传。人格解体障碍没有简单或立竿见影的治疗方法，因此你要对任何声称可以治愈人格解体障碍的组织保持警惕。

人格解体症状在什么情况下会达到疾病的程度（达到人格解体障碍的程度）？如果症状群（往往同时出现的症状）导致了明显的痛苦或损害，那么可以认为"症状"达到了"障碍"的程度。只有在人格解体障碍领域经验丰富的心理专家才能明确你是否符合人格解体障碍的诊断标准。

人格解体障碍的发病率是多少？ 人格解体障碍影响着 1.7%~2.4% 的人（Hunter、Sierra 和 David，2004）。

人格解体障碍会影响认知功能吗？ 人格解体障碍患者在做需要保持注意力的任务时存在困难。一项研究发现，人格解体障碍患者的言语和视觉短期记忆力比一般人更弱（Guralnik 等，2007）。

认知行为疗法对人格解体障碍患者有效吗？ 认知行为疗法对治疗人格解体障碍有效。一项研究发现，29% 的患者在接受认知行为治疗后，症状严重程度降低到诊断标准以下（Hunter 等，2005）。

我如何向家人解释人格解体障碍？ 阅读本书或其他有关人格解体障碍的书籍可能会让你的家人受益匪浅。很幸运，现在有一些资源可以帮助他们进一步了解你的病情，让他们尽可能了解情况是有好处的。达芙妮·西米恩和杰弗里·阿布格尔所著的《非真实感：人格解体障碍与自我丧失》（Oxford University Press，2006），是一本全面介绍人格解体障碍的书，会对你和家人都很有帮助。

如何找到合格的行为取向的治疗师？ 这取决于你的所在地。找到一位在使用行为技术治疗人格解体障碍方面经验丰富的治疗师可能很难。此外，如果你有商业保险，那么你的选择会更少。如果找不到治疗人格解体障碍的专家，那么就找一位有治疗焦虑症经验的行为取向的治疗师。请确保治疗师掌握了暴露与反应预防和行为激活技术。向治疗师询问他的治疗方式，因为治疗的成功与否取决于你接受的治疗类型。此外，你与治疗师的关系好坏至关重要。如果在几次治疗后，治疗师和你的关系并不融洽，那么不要害怕与他公开讨论这个问题。

我正在接受行为治疗，并且治疗师了解人格解体障碍，那我需要治疗多久？ 我们不能确定你需要治疗多久。治疗时间长短取决于你想达成的目标、你的功能水平以及其他一些因素。治疗频率也会决定起效的速度。为了更好地判断治疗进度，你需要与治疗师一起探讨你的治疗目标。

我如何判断治疗是否有效？ 如果你的功能和情绪有所改善，那么说明你可能已经从治疗中获益。能够重新投入生活、追求自己珍视之事、感觉更加平和，这些都是治疗有效的表现。

脑损伤会导致人格解体障碍吗？ 如果诊断无误，人格解体障碍就并非由脑损伤引起。在心理专家做出人格解体障碍的诊断之前，通常会先进行神经系统评估，以排除神经系统疾病所致的人格解体症状。

我的病是否有可能不是人格解体障碍，而是早发型阿尔茨海默病？ 这是人格解体障碍患者常见的"自我诊断"。神经系统评估会排除所有潜在的神经系统疾病。一旦排除了其他疾病，你就要把注意力从这些疾病上挪开，因为对这些疾病的猜疑可能会形成一种强迫性的、无益的恶性循环。

在神经层面上，是什么导致了人格解体障碍？ 需要注意的是，人格解体障碍患者的大脑没有结构异常（大脑的形状和大小正常，没有任何脑区受损或萎缩）。但是，人格解体障碍患者的大脑存在一些功能异常（大脑加工信息和整合现实的功能异常）。具体来说，患者的大脑在视觉、听觉和躯体感觉信息的加工，以及前额叶对情感体验的处理上存在异常（Medford 等，2005）。换句话说，神经影像学研究已经证实，人格解体障碍患者在整合感觉和情绪方面存在困难。

人格解体和惊恐有什么关系？ 人格解体可能是大脑对强烈情绪反应的一种适应方式，可能是强烈情绪（例如惊恐）的最终结果。如果你的大脑接收到强烈的不适感，可能会让你对不适感产生麻木感。然而，这只是一种解释，而且可能把问题看得太过简单。

治疗人格解体障碍的药物会加重病情吗？ 对人格解体障碍患者来说，这是一个不幸的问题。内向性自我关注会让人格解体障碍加重，而为了让你感到舒服，医生会建议你服药，但这可能导致你越发关注内心体验。当你拿到一种新药，你会做什么？你会观察自己的感受是否有改善的迹象，这只会让你对人格解体的体验更加敏感。处理这种情况的最佳方法是给药物一些时间，让它发挥作用，不要通过最开始服药的体验来判断药物是否有效。但这并不是说你应该忽视潜在的严重副作用（如皮疹）。请务必把你的所有体验告诉精神科医生，并记住在服药初期可能需要适应。

人格解体和哲学性强迫思维有什么区别？有些强迫症患者会对生命的意义和现实的本质等哲学问题有强迫症状，这与人格解体有共同之处，因为许多人格解体障碍患者会怀疑自己行为的自主性，例如，他们会问："我怎么知道真的是我在掌控身体的行动？"人格解体障碍患者可能感觉自己不是行为的掌控者，而有哲学性强迫思维的人可能只是对这种想法感到困扰。这里有一道微妙的分界线。另外，正如我们在第四章讨论过的，人格解体障碍和强迫症经常合并出现。

为了改善状况，最重要的事情是什么？即使感觉很糟糕，你也要在合适的时间起床，在合适的时间选择营养均衡的饮食，考虑医生给予的用药建议，并尽量去做有建设性意义的活动，以此充实自己的时间，增强自信心。虽然这听起来很简单，但对人格解体障碍患者而言是非常困难的。本书讨论的技术有助于你在追求健康生活的同时，克服伴随的不适感。

参考文献

Altman, N. 1995. The Analyst in the Inner City: Race, Class, and Culture Through a Psychoanalytic Lens. Boca Raton, FL: The Analytic Press.

American Psychiatric Association (APA). 2000. Diagnostic and Statistical Manual of Mental Disorders (DSM- Ⅳ -TR). 4th ed. Text rev. Washington, DC: American Psychiatric Association.

Baker, D., E. Hunter, E. Lawrence, N. Medford, M. Patel, C. Senior, M. Sierra, M. V. Lambert, M. L. Phillips, and A. S. David. 2003. Depersonalisation disorder: Clinical features of 204 cases.

British Journal of Psychiatry 182:428–33.

Beck, A. T. 1976. Cognitive Therapy and the Emotional Disorders. Madison, CT: International Universities Press.

Bodnar, S. 2004. Remember where you come from: Dissociative process in multicultural individuals. Psychoanalytic Dialogues 14 (5):581–603.

Bromberg, P. M. 1996. Standing in the spaces: The multiplicity of self and the psychoanalytic relationship. Contemporary Psychoanalysis 32:509–35.

Butler, L. D., and O. Palesh. 2004. Spellbound: Dissociation in the movies. Journal of Trauma and Dissociation 5 (2):63–88.

Cardeña, E., and D. Spiegel. 1993. Dissociative reactions to the San

Francisco Bay Area earthquake of 1989. American Journal of Psychiatry 150 (3):474–78.

Cassano, G. B., A. Petracca, G. Perugi, C. Toni, A. Tundo, and M. Roth. 1989. Derealization and panic attacks: A clinical evaluation on 150 patients with panic disorder/agoraphobia. Comprehensive Psychiatry 30 (1):5–12.

Cohen, E. 2007. Enactments and dissociations driven by cultural differences. American Journal of Psychoanalysis 67 (1):22–9.Curran, H. V., and C. Morgan. 2000. Cognitive, dissociative, and psychotogenic effects of ketamine in recreational users on the night of drug use and 3 days later. Addiction 95 (4):575–90.

Dixon, J. C. 1963. Depersonalization phenomena in a sample population of college students. British Journal of Psychiatry 109:371–75.

Feigenbaum, J. J., F. Bergmann, S. A. Richmond, R. Mechoulam, V. Nadler, Y. Kloog, and M. Sokolovsky. 1989. Nonpsychotropic cannabinoid acts as a functional N-methyl-D-aspartate receptor blocker. Proceedings of the National Academy of Sciences 86 (23):9584–87.

Guralnik, O., T. Giesbrecht, M. Knutelska, B. Sirroff, and D. Simeon. 2007. Cognitive functioning in depersonalization disorder. Journal of Nervous and Mental Disease 195 (12):983–88.

Harper, M., and M. Roth. 1962. Temporal lobe epilepsy and the phobic anxiety-depersonalization syndrome: I. A comparison study. Comprehensive Psychiatry 3 (3):129–61.

Hayes, S. C., and S. Smith. 2005. Get Out of Your Mind and Into Your Life: The New Acceptance and Commitment Therapy. Oakland, CA: New Harbinger Publications.

Hayes, S. C., K. D. Strosahl, and K. G. Wilson. 1999. Acceptance and Commitment Therapy: An Experiential Approach to Behavior Change. New York: The Guilford Press.

Horowitz, K., S. Weine, and J. Jekel. 1995. PTSD symptoms in urban adolescent girls: Compounded community trauma. Journal of the American Academy of Child and Adolescent Psychiatry 34 (10):1353–61.

Hunter, E. C., D. Baker, M. L. Phillips, M. Sierra, and A. S. David. 2005. Cognitive-behaviour therapy for depersonalisation disorder: An open study. Behaviour Research and Therapy 43 (9):1121–30.

Hunter, E. C., M. Sierra, and A. S. David. 2004. The epidemiology of depersonalisation and derealisation: A systematic review. Social Psychiatry and Psychiatric Epidemiology 39 (1):9–18.

Ilechukwu, S. T. C. 2007. Ogbanje/abiku and cultural conceptualizations of psychopathology in Nigeria. Mental Health, Religion, and Culture 10 (3):239–55.

Jacobs, J. R., and G. B. Bovasso. 1992. Toward the clarification of the construct of depersonalization and its association with affective and cognitive dysfunctions. Journal of Personality Assessment 59 (2):352–65.

Jiménez-Genchi, A. M. 2004. Repetitive transcranial magnetic stimulation improves depersonalization: A case report. CNS Spectrums 9 (5):375–76.

Kinzie, J. D., W. H. Sack, R. H. Angell, S. Manson, and B. Rath. 1986. The psychiatric effects of massive trauma on Cambodian children: I. The children. Journal of the American Academy of Child and Adolescent Psychiatry 25 (3):370–76.

Kluft, R. P. 1993. Multiple personality disorders. In Dissociative disorders: A clinical review, ed. D. A. Spiegel, 17–44.

Lutherville, MD: Sidran Press.Krystal, J. H., J. D. Bremner, S. M. Southwick, and D. S. Charney. 1998. The emerging neurobiology of dissociation: Implications for treatment of post-traumatic stress disorder. In Trauma, memory, and dissociation, ed. J. D. Bremner and C. R. Marmar, 321–64. Washington, DC: American Psychiatric Press.

Linehan, M. M. 1993a. Cognitive Behavioral Treatment of Borderline Personality Disorder. New York: The Guilford Press. 1993b. Skills Training Manual for Treating Borderline Personality Disorder. New York: The Guilford Press.

Mathew, R. J., W. H. Wilson, N. Y. Chiu, T. G. Turkington, T. R. Degrado, and R. E. Coleman. 1999. Regional cerebral blood flow and depersonalization after tetrahydrocannabinol administration. Acta psychiatrica Scandinavica 100 (1):67–75.

McVey-Noble, M. E., S. Khemlani-Patel, and F. Neziroglu. 2006. When Your Child Is Cutting: A Parent's Guide to Helping Children Overcome Self-Injury. Oakland, CA: New Harbinger Publications.

Medford, N., M. Sierra, D. Baker, and A. S. David. 2005. Understanding and treating depersonalisation disorder. Advances in Psychiatric Treatment 11:92–100.

Montagne, B., M. Sierra, N. Medford, E. Hunter, D. Baker, R. P. C. Kessels, E. H. F. de Haan, and A. S. David. 2007. Emotional memory and perception of emotional faces in patients suffering from depersonalization disorder. British Journal of Psychology 98 (pt 3):517–27.

Nuller, Y. L., M. G. Morozova, O. N. Kushnir, and N. Hamper. 2001. Effect of naloxone therapy on depersonalization: A pilot study. Journal of Psychopharmacology 15 (2):93–95.Penfield, W., and T. Rasmussen. 1950. The Cerebral Cortex of Man: A Clinical Study of Localization of Function. 1st ed. New York: Macmillan.

Phillips, M. L., N. Medford, C. Senior, E. T. Bullmore, J. Suckling, M. J. Brammer, C. Andrew, M. Sierra, S. C. R. Williams, and A. S. David. 2001. Depersonalization disorder: Thinking without feeling. Psychiatry Research 108 (3):145–60.

Phillips, M. L., and M. Sierra. 2003. Depersonalization disorder: A functional neuroanatomical perspective. Stress 6 (3):157–65.

Pizer, S. A. 1998. Building Bridges: The Negotiation of Paradox in Psychoanalysis. Hillsdale, NJ: The Analytic Press.Rufer, M., S. Fricke, D. Held, J. Cremer, and I. Hand. 2006. Dissociation and symptom dimensions of obsessive-compulsive disorder: A replication study. European Archives of Psychiatry and Clinical Neuroscience 256 (3):146–50.

Seligman, R., and L. J. Kirmayer. 2008. Dissociative experience and cultural neuroscience: Narrative, metaphor, and mechanism. Culture, Medicine, and Psychiatry 32 (1):31–64.

Sierra, M. 2008. Depersonalization disorder: Pharmacological approaches. Expert Review of Neurotherapeutics 8 (1):19–26.Sierra, M., and G. E. Berrios. 2001. The phenomenological stability of depersonalization: Comparing the old with the new. Journal of Nervous and Mental Disease 189 (9):629–36.

Sierra, M., C. Senior, J. Dalton, M. McDonough, A. Bond, M. L. Phillips, A. M. O'Dwyer, and A. S. David. 2002. Autonomic response in depersonalisation disorder. Archives of General Psychiatry 59 (9):833–38.

Simeon, D. 2004. Depersonalisation disorder: A contemporary overview. CNS Drugs 18 (6):343–54.

Simeon, D., and J. Abugel. 2006. Feeling Unreal: Depersonalization Disorder and the Loss of the Self. New York: Oxford University Press.

Simeon, D., O. Guralnik, E. A. Hazlett, J. Spiegel-Cohen, E. Hollander, and M. S. Buchsbaum. 2000. Feeling unreal: A PET study of depersonalization disorder. American Journal of Psychiatry 157 (11):1782–88.

Simeon, D., O. Guralnik, M. Knutelska, R. Yehuda, and J. Schmeidler. 2003a. Basal norepinephrine in depersonalization disorder. Psychiatry Research 121 (1):93–97.

Simeon, D., E. Hollander, D. J. Stein, C. DeCaria, L. J. Cohen, J. B. Saoud, N. Islam, and M. Hwang. 1995. Induction of depersonalization by the serotonin agonist meta-chlorophenylpiperazine. Psychiatry Research 58 (2):161–64.

Simeon, D., M. Knutelska, D. Nelson, and O. Guralnik. 2003b. Feeling unreal: A depersonalization disorder update of 117 cases. Journal of Clinical Psychiatry 64 (9):990–97.

Svedin, C. G., D. Nilsson, and C. Lindell. 2004. Traumatic experiences and dissociative symptoms among Swedish adolescents: A pilot study using Dis-Q-Sweden. Nordic Journal of Psychiatry 58 (5):349–55.

Wellenkamp, J. 2002. Cultural similarities and differences regarding emotional disclosure: Some examples from Indonesia and the Pacific. In Emotion, disclosure, and health, ed. J. W. Pennebaker, 293–312. Washington, DC: American Psychological Association.

Wikan, U. 1990. Managing Turbulent Hearts: A Balinese Formula for Living. Chicago: University of Chicago Press.Wilson, K. G., and T. DuFrene. 2008. Mindfulness for Two: An Acceptance and Commitment Therapy Approach to Mindfulness in Psychotherapy. Oakland, CA: New Harbinger Publications.

Yule, W., O. Udwin, and K. Murdoch. 1990. The "Jupiter" sinking: Effects on children' s fears, depression, and anxiety. Journal of Child Psychology and Psychiatry 31 (7):1051–61.

致　谢

本书的灵感来自与我们合作的一些患者，他们以巨大的痛苦和强大的韧性打动了我们。人格解体障碍是许多不适合归入某一类的心理状况中的一种。人格解体描述了一种强迫过程、躯体化障碍或疑病症的症状、惊恐障碍或创伤后应激障碍的延伸症状、极度抑郁或任何其他形式的极度痛苦。然而，人格解体障碍可能表现为麻木、模糊感、社交疏离或类似的主诉。因为人格解体障碍往往会扰乱患者的意识和自我意识，它是更令人不安的躯体化障碍／焦虑症。我们特别感谢各位人格解体障碍患者分享了他们的奋斗故事，这些故事为本书增添了力量。

我们还要感谢为本书的实证基础做出贡献的不知疲倦的临床医生和研究人员——达芙妮·西米恩（医学博士）、道恩·贝克（临床心理学家）、伊莱恩·亨特博士、尼古拉斯·梅德福（心理学硕士）、艾玛·劳伦斯（理学博士）和安东尼·戴维（医学博士、心理学家），他们建立了当代人格解体障碍和其他分离性障碍的研究框架。史蒂文·C.海斯博士、凯利·威尔逊博士、柯克·斯特罗萨尔博士、迈克尔·托希格博士、乔恩·卡巴特·津恩博士、玛莎·莱恩汉博士的研究和哲学推动了以接纳为导向的治疗潮流，这激发了我们对治疗的重视。

我们也要感谢出版人员，他们坚持不懈地努力，使本书成为一本对读者友好的手册。具体而言，凯瑟琳·苏特克尔为我们提供了所需的指导和不断的反馈。她在本书和以前的书的出版过程中都给予了我们宝贵的鼓励和支持。

我们还要感谢朋友和家人的支持。